荣　获

◎ 第七届统战系统出版社优秀图书奖

◎ 入选原国家新闻出版广电总局、全国老龄工作委员会
办公室首届向全国老年人推荐优秀出版物名单

◎ 入选全国图书馆 2013 年度好书推选名单

◎ 入选农家书屋重点出版物推荐目录（2015 年、2016 年）

名医与您谈疾病丛书

心律失常
（第二版）

学术顾问◎钟南山　陈灏珠　郭应禄　王陇德
　　　　　葛均波　张雁灵　陆林

总　主　编◎吴少祯

执行总主编◎夏术阶　李广智

主　编◎郑兴

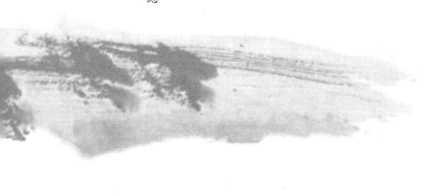

中国健康传媒集团

中国医药科技出版社

内 容 提 要

　　本书采用问答形式，从常识、病因、症状、诊断与鉴别诊断、治疗和预防保健六个方面，详细介绍心律失常的基本知识与常用检查、治疗和预防保健等医学常识。全书内容科学、全面、新颖、实用，可供心律失常患者及家属、临床医生阅读使用。

图书在版编目（CIP）数据

　　心律失常 / 郑兴主编 . —2 版 . —北京：中国医药科技出版社，2021.1
　　（名医与您谈疾病丛书）
　　ISBN 978-7-5214-2002-9

　　Ⅰ . ①心… 　Ⅱ . ①郑… 　Ⅲ . ①心律失常—防治—问题解答 　Ⅳ . ① R541.7-44

　　中国版本图书馆 CIP 数据核字（2020）第 170681 号

美术编辑　陈君杞
版式设计　南博文化

出版　**中国健康传媒集团** | 中国医药科技出版社
地址　北京市海淀区文慧园北路甲 22 号
邮编　100082
电话　发行：010-62227427　邮购：010-62236938
网址　www.cmstp.com
规格　710×1000mm $^1/_{16}$
印张　14 $^3/_4$
字数　229 千字
初版　2009 年 4 月第 1 版
版次　2021 年 1 月第 2 版
印次　2022 年 1 月第 2 次印刷
印刷　三河市万龙印装有限公司
经销　全国各地新华书店
书号　ISBN 978-7-5214-2002-9
定价　39.00 元

获取新书信息、投稿、
为图书纠错，请扫码
联系我们。

出版者的话

党的十八大以来，以习近平同志为核心的党中央把"健康中国"上升为国家战略。十九大报告明确提出"实施健康中国战略"，把人民健康放在优先发展的战略地位，并连续出台了多个文件和方案，《"健康中国2030"规划纲要》中就明确提出，要加大健康教育力度，普及健康科学知识，提高全民健康素养。而提高全民健康素养，有效防治疾病，有赖于知识先导策略，《名医与您谈疾病丛书》的再版，顺应时代潮流，切合民众需求，是响应和践行国家健康发展战略——普及健康科普知识的一次有益尝试，也是健康事业发展中社会治理"大处方"中的一张有效"小处方"。

本次出版是丛书的第三版，丛书前两版出版后，受到广大读者的热烈欢迎，并获得多项省部级奖项。随着新技术的不断发展，许多观念也在不断更新，丛书有必要与时俱进地更新完善。本次修订，精选了44种常见慢性病（有些属于新增病种），病种涉及神经系统疾病、呼吸系统疾病、消化系统疾病、心血管系统疾病、内分泌系统疾病、泌尿系统疾病、皮肤病、风湿类疾病、口腔疾病、精神心理疾病、妇科疾病和男科疾病等，分别从疾病常识、病因、症状表现、诊断与鉴别诊断、治疗和预防保健等方面，进行全方位的解读；写作形式上采用老百姓最喜欢的问答形式，活泼轻松，直击老百姓最关心的健康问题，全面关注患者的需求和疑问；既适用于患者及其家属全面了解疾病，也可供医务工作者向患者介绍病情和相关防治措施。

　　本丛书的编者队伍专业权威，主编都长期活跃在临床一线，其中不乏学科带头人等重量级名家担任主编，七位医学院士及专家（钟南山、陈灏珠、郭应禄、王陇德、葛均波、陆林、张雁灵）担任丛书的学术顾问，确保丛书内容的权威性、专业性和前沿性。本丛书的出版不仅是全体患者的福音，更是推动健康教育事业的有力举措。

　　本丛书立足于对疾病和健康知识的宣传、普及和推广工作，目的是使老百姓全面了解和掌握预防疾病、科学生活的相关知识和技能，希望丛书的出版对于提升全民健康素养，有效防治疾病，起到积极的推动作用。

中国医药科技出版社

2020年6月

再版前言

　　本书作为一本通俗易懂的科普性书籍，从第一次出版发行至今11年了，受到了广大读者的欢迎。心律失常在临床上非常常见，可伴发于所有心脏病如冠心病、高血压性心脏病、瓣膜性心脏病、先天性心脏病、心肌病、心肌炎以及心包疾病等，也可以伴发于非心脏性疾病如甲状腺功能亢进或甲状腺功能减退、高血钾或低血钾等。有些心律失常与喝茶、喝咖啡有关，有些与吸烟、喝酒有关，还有些与运动及情绪有关。心律失常可发生于不同年龄。心律失常有些是良性的，而有些是致命的；有些心律失常不需要治疗，有些则必须治疗；有些心律失常需要药物治疗，有些则需要射频消融或植入器械进行治疗。

　　正因为心律失常的常见性和复杂性，所以写一本能让基层医院医生或初级心血管内科医生以及患者和家属都能看得懂的书十分必要。本书采用问答的形式，比较详细地介绍了心律失常的基本知识、常用的检查诊断方法以及药物治疗和非药物治疗，希望能给临床医生对心律失常的诊断治疗以一定的指导，对患者和家属理解各种心律失常对健康的影响有一定的帮助，从而更好地配合医生治疗。当然，因存在个体差异，凡是书中涉及的药物服用方法仅供参考，在治疗前需要咨询专业医生，在专业医生指导下用药。

　　至此书再版之际，我要感谢参与编写的各位同道的辛勤付出，在繁重的临床工作中抽出时间完成写作。当然，由于我们水平所限，书中疏漏、谬误之处在所难免，望学界同仁批评指正。

郑兴

2020年6月

目录

常识篇

病 因 篇

症状篇

诊断与鉴别诊断篇

治 疗 篇

预防保健篇

常 识 篇

◆ 心脏位于人体哪个部位?

◆ 为什么说心脏是人体的重要器官?

◆ 什么是心脏的传导系统?

◆ 心脏会产生电流吗?

◆ 心肌细胞上有离子通道吗?

◆ ……

心脏位于人体哪个部位？

心脏位于胸腔中纵隔内，将右手放到胸口左侧，就可以感觉到心脏的搏动。心的前面大部分被肺和胸膜所遮盖，只有一小部分借心包与胸骨下端和左侧4~6肋软骨相邻。心脏的大小如自己的拳头，上为心底，下为心尖，它的1/3在胸正中线右侧，2/3在左侧，相当于第2~5肋间。

（林　飞）

为什么说心脏是人体的重要器官？

心脏是人体的重要器官之一，是输送血液的"泵"。心脏从胚胎两三周开始跳动一直到寿终才停止工作。心脏每次跳动由收缩与舒张可经心脏输出50~70ml血液。以75次/分计，每分钟输出5000ml，一昼夜输出7200L。人体需要的氧气和养料必须及时运来，产生的二氧化碳等废物必须运走，人体才能进行正常生命活动，这些物质的运输靠血液循环来实现，而血液循环必须要靠心脏——"泵"来推动。

（林　飞）

什么是心脏的传导系统？

心脏的传导系统由具有正常心电冲动形成与传导的特殊心肌组成，包括窦房结、结间束、房室结、希氏束和末梢的浦肯野纤维网等。窦房结作为"最高指挥中心"，自动发生一定频率的冲动，通过心脏传导系统，传到心房和心室的肌肉，并由电活动转变为机械收缩，使心脏产生规律而整齐的搏动，从而搏出血液来满足全身组织器官的需要。在心脏传导系统中最重要的两部分除了窦房结外还有房室结。房室结主要发挥过筛作用，保护心脏，同时保证了心房、心室先后收缩的顺序，从而维持正常的血流动力学。当一个患者发生心房扑动（简称：房扑）或心房颤动（简称：房颤）时，如房扑心房异常兴奋点的频率可以达到250次/分以上，如果没有房室结的过筛保护作用机制，心脏马上就会处于室性心动过速（简称：室速）、心室颤动（简称：室颤）的状态，随时有发生猝死的危险。

（陈　峰）

心脏会产生电流吗？

心脏的电活动来源于心肌细胞膜的除极和复极，各种离子通过细胞膜的转运，产生离子电流，使心肌细胞膜内外保持一定的跨膜电位，对心脏的正常功能起到至关重要的作用。心肌细胞在静息状态时，细胞膜外为正电位，膜内为负电位，所形成的膜内外电位差称为静息膜电位。心肌细胞在周期性的除极、复极过程中，膜电位产生系列变化，形成动作电位。心肌细胞产电的基本条件是：①心肌细胞内外具有离子浓度梯度差及电位梯度差。②心肌细胞膜上具有多种离子通道。③心肌细胞具有钠–钾泵系统。④起搏细胞和普通心肌细胞的离子通道及其电生理活动规律不同。心肌细胞具有两种特征的粒子流：①内向离子电流，由正离子内流或负离子外流形成。②外向离子电流，由正离子外流或负离子内流形成。心肌细胞膜跨膜电位的周期性变化及顺序传导引起心肌细胞的有序收缩，从而完成心脏的泵血、射血等一系列活动。

（陈　峰）

心肌细胞上有离子通道吗？

心肌细胞的跨膜离子流是由多种离子通过细胞膜上的特异性或非特异性离子通道及经离子交换转运形成的跨膜离子运动，是心肌细胞跨膜电位形成的基础。心肌细胞跨膜离子通道的种类众多、性质复杂，主要分为：①电压门控通道，维持和产生正常跨膜电位，包括内向离子通道，如快钠、慢钙离子通道，外向离子通道，如钾通道。②化学门控通道，对于心肌细胞活动的调节和异常电活动的产生有重要意义，如乙酰胆碱、ATP通道等。

（陈　峰）

什么是心律和窦性心律？

所谓心律是指心脏跳动的节律。正常的心脏是24小时不间断地有节律地跳动着。那么是什么在指挥心脏的跳动呢？是窦房结，人类的窦房结是一个梭形结构，由纤维组织和紧密成群的具有特殊作用的细胞所组成。它长10~20mm，宽、厚2~3mm，位于上腔静脉和右心房连接处心外膜下大约1mm处。窦房结内有三种细胞类型，包括结细胞、过渡细胞和心房肌细胞。结细胞，也称为起搏细胞，被认为是正常冲动形成的起源。正常情况下，窦房结能自动和有节律地发出60~100次/分的电冲动，先后经结间束、房室结、希氏束、左和右束支及浦肯野纤维至心室，心肌细胞就是听它的号令而有节律地跳动，称为窦性心律。影响窦房结自律性改变的有神经因素和体液因素及窦房结自身的因素，但主要的因素是神经因素和体液因素两种，只有少数情况下窦房结自律性的改变是由于窦房结本身的器质性损害引起。在神经因素中，主要是迷走神经的影响，其次是受交感神经的影响，因此，在情绪激动、体力活动、餐后及发热时均可引起窦性心动过速，而迷走神经兴奋时，比如夜间睡眠时，就会出现窦性心动过缓。一旦窦房结因为缺血、缺氧或炎症受到损伤或因为年龄发生退行性变，功能也会发生改变。

（陈　峰　郑　兴）

什么是心率，正常心率是多少？

心率是指心脏每分钟跳动的次数，以第一心音为准。心率是临床上描述和评估患者状态最常用的指标之一。医生在为患者检查身体时，会用听诊器听患者的心脏部位，听诊的重要内容之一是数心脏跳动的次数，即心率，以每分钟跳动多少次表示。还有就是心脏跳动是不是整齐，即心律。正常人的心跳应该是心律整齐，心率在合适的范围之内。传统的窦性节律的正常心率范围定义为60~100次/分，正常成年人安静时的心率有显著的个体差异，平均在75次/分左右（60~100次/分之间）。心率可因年龄、性别及其他生理情况而不同。6岁以前的儿童心率可超出100次/分，初生婴儿则可达100~150次/分。25%的青年人心率为50~60次/分。在成年人中，女性的心率一般比男性稍快。同一个人，在安静或睡眠时心率减慢，运动时或情绪激动时心率加快，在某些药物或神经、体液因素的影响下，心率会加快或减慢。经常进行体力劳动和体育锻炼的人，平时心率较慢。心率是一个非常容易观察到的指标，但它对生命和健康的预测意义却是异乎寻常的重要，值得人们充分地关注。心率的快缓很大程度上受着生活方式的影响，比如经常酗酒的人、大量连续吸烟者、情绪不稳定的人，心率容易加快；不断进行适量运动的人，情绪稳定、心态良好的人，心率一般较为缓慢。

（陈 峰 郑 兴）

什么是心房率，什么是心室率？

心房率指的是心房的收缩频率，心室率是心室的收缩频率。医生用听诊器听到的心音是由心室收缩产生的，数得的频率是心室的收缩频率（心室率）。心电图上可以看到心房收缩和心室收缩的波形，相应的频率分别称为心房率和心室率。正常情况下，心房收缩后紧随着心室收缩，心房率与心室率相等。当心房和心室不同步时，就会出现心房率和心室率不等。例如，二度或二度以上房室传导阻滞时，或者出现房颤、房扑时，心房的频率通常比心室频率快，而室性心动过速时，心室的频率比心房快。心率一般指的就是心室率，摸到脉搏的频率大致上也等于心室率。

（黄新苗）

异常心律和心律失常是一回事吗？

通常来讲二者的意思相似。心律失常是一个标准的医学术语，是指心脏的激动起源部位、频率、节律、传导时间和途径等一项或多项发生异常，而异常心律是一个较为大众化的说法，含义与心律失常相似，无实质性区别。

（陈 峰 郭志福）

心律失常有几种类型？

1.按发病机制分类

（1）冲动形成异常所致的心律失常：①窦性心律失常：包括窦性心动

过速、窦性心动过缓、窦性心律不齐、窦性停搏、窦房阻滞。②异位心律：被动性异位心律包括逸搏（房性、房室交界性、室性）和逸搏心律（房性、房室交界性、室性）；主动性异位心律包括期前收缩（房性、房室交界性、室性）、阵发性心动过速（室上性、室性）、心房扑动、心房颤动、心室扑动、心室颤动。

（2）冲动传导异常所致的心律失常：①生理性：干扰及房室分离。②病理性：窦房传导阻滞、、心房内传导阻滞，房室传导阻滞，心室内传导阻滞（左、右束支及左束支分支传导阻滞）。③房室间传导途径异常：预激综合征。

2.按临床心率变化分类 临床上，心律失常可按其发作时心率的快慢分为快速性和缓慢性两大类，此种分类方法较为简便、实用。

（1）快速性心律失常：①期前收缩（过早搏动）：包括房性、房室交界性、室性。②心动过速：窦性心动过速。室上性：阵发性室上性心动过速；非折返性房性心动过速；非阵发性交界性心动过速。室性：室性心动过速（阵发性、持续性）；尖端扭转型；加速性心室自主心律。③扑动和颤动：心房扑动、心房颤动、心室扑动、心室颤动。④可引起快速性心律失常的预激综合征。

（2）缓慢性心律失常：①窦性：窦性心动过缓、窦性停搏、窦房阻滞、病态窦房结综合征。②房室交界性心律。③心室自主心律。④引起缓慢性心律失常的传导阻滞：房室传导阻滞：一度、二度（Ⅰ型、Ⅱ型）、三度；心室内传导阻滞：完全性右束支传导阻滞、完全性左束支传导阻滞、左前分支阻滞、左后分支阻滞、双侧束支阻滞、右束支传导阻滞合并分支传导阻滞、三分支传导阻滞。

（陈　峰）

心律不齐都是异常现象吗？

当控制心脏搏动的电信号遇到延迟或者阻滞的时候，就会发生心律不齐。压力、抽烟、酗酒、活动过量、摄入过量的咖啡因或尼古丁都会导致某些人的心律不齐。当患者存在器质性心脏病时如高血压、冠心病、心力衰竭、甲状腺功能亢进症或减退症、风湿性心脏病就更容易合并心律不齐，通常包括房颤、房性期前收缩、室性期前收缩等。所以并非所有的心律不齐都是异常现象。我们最常听说的心律不齐就是窦性心律不齐，大部分是与呼吸有关的，是完全正常的，是由于来自窦房结的信号并不完全规整所致。窦性心律不齐是一种正常生理现象，它的特点是随呼吸的变化而变换，吸气时心率可增加数跳，呼气时又可减慢数跳，其快慢周期恰好等于一个呼吸周期，屏气时心律转为规则，所以当一个患者在发现心跳不一时应及时到心内科门诊就诊，行心电图检查发现是窦性心律不齐，一般来说是不需要治疗的，如果发现是房颤、频发房性期前收缩、频发室性期前收缩时应当引起重视，排除原发性器质性心脏病，积极配合医生的检查与治疗，定期复查24小时动态心电图。

（陈　峰）

什么是快速性心律失常？

心律失常的分类有多种，根据心律失常导致的实际心率是快还是慢人为地分为快速性心律失常和缓慢性心律失常。窦性心律者，如心率超过100次，不管是生理性还是病理性，统称为窦性心动过速。如果兴奋不是来自窦房结，而是来自于窦房结以外的心脏部位，我们称为异位兴奋灶。异位兴奋灶可位于心房、房室交界处、心室，由位于心房的异位兴奋灶引起的心动过速，称为房性心动过速；由位于房室交界处的异位兴奋灶引起的心动过速，称为房室交界性心动过速；房性和房室交界性心动过速又统称为室上性心动过速；由位于心室的异位兴奋灶引起的心动过速，称为室性心动过速。这些心动过速在听诊的时候，心率都在100次/分以上，心跳的节律是规则的，很难与窦性心动过速相鉴别。只有心电图才能具体告诉我们是窦性、室上性还是室性心动过速。当异位兴奋灶的频率快而紊乱，就会引起所在的心腔发生扑动或颤动。如发生在心房，就会引起心房扑动或心房颤动。心房扑动的信号每2个或每3个下传1个到心室，所以心室率一般都在100次/分以上，如果在心房扑动的信号每4个下传1个到心室，心室率可能不到100次/分，这时，我们仍然认为是快速性心律失常，因为心房扑动的频率是250~350次/分。心房颤动的频率更快而且绝不规则，频率在350~600次/分。心房颤动的信号只有部分下传到心室，下传的比例也无规律可言，因此，心室率快而极不规律，往往超过100次/分。心室一旦发生扑动和颤动，就是致命的，抢救不及时就会导致患者迅速死亡。发生心室扑动和颤动时，医生用听诊器听不到心脏跳动的声音，更摸不到患者的脉搏，所以快速性心律失常有的并无危险，而有些是威胁生命的。还值得提出的是，期前收缩（又称：过早搏动，简称：早搏）也属于快速性心律失常的范畴，尽管有期前收缩的患者听心跳，心率并不超过100次/分，但是，它是异位兴奋灶引起的，可能触发房性或交界性或室性心动过速。

（陈峰 郑兴）

什么是期前收缩，期前收缩有几种类型？

正常人的心脏频率、节律是由窦房结控制的，这是由于心脏窦房结中的自律性细胞有节奏地发放电兴奋。在人体的心脏中，除窦房结以外，心脏的传导系统、心房肌及心室肌内也有一些自律性的心肌细胞能发送电冲动信号，一般来说，它们的频率较低，处于窦房结的控制之下，这就如同上下级的关系，绝对服从上级指令，但在异常情况下，如当窦房结发生退行性病变或受到其他理化因素的影响时，这些部位的心肌兴奋性异常地升高，就会成为异位起搏点，试图取代窦房结成为心脏的最高指挥点。如果这个异位兴奋点在心房，当窦房结的兴奋尚未发出时，它就提前发出并引起一次心跳，故称之为房性期前收缩或房性过早搏动。如果是一连串的兴奋冲动并控制了心脏，便称为房性心动过速。如果异位兴奋点在心室，在窦房结的兴奋尚未发出时，它就提前发出兴奋，并引起一次心跳，就称之为室性期前收缩或室性过早搏动。如果是发出一连串的冲动，并引起一阵心跳，就称之为室性心动过速。如果异位兴奋点在房室交接区提前发出兴奋，并引起一次心跳，就称之为交界性期前收缩或交界性早搏。发生期前收缩时患者可无任何感觉，也可表现为心悸（自觉心跳过快、心跳不齐等）。查体时期前收缩的体征主要是听诊时规律心跳中突然提前发生的心音，伴第一心音亢进，其后常伴随一段比较长的代偿间歇，因期前收缩时心排血量减少而使脉搏触不到。要区别其来源则需借助于心电图或动态心电图检查。

（陈峰 郑兴）

正常人也会有期前收缩吗？

正常人的心脏搏动是由窦房结来控制的。如果由于某种原因，使心房或心室内某一区域的兴奋性过高，或由于传导通路上发生故障，这时就可能使整个心房或心室在正常节律中突然提前兴奋并出现收缩，这种情况就称为期前收缩，也叫做过早搏动，简称早搏。正常人在过度劳累、精神紧张、心情激动或焦虑不安，以及大量吸烟、酗酒、喝浓咖啡或浓茶时，可以发生期前收缩，多由于交感神经、迷走神经在内的自主神经，以及大脑神经过度兴奋和抑制所致。如果发现期前收缩也不必过于惊慌，在经过医院心电图或者24小时动态心电图、心脏彩超等检查后没有发现器质性疾病，明确期前收缩的发生类型及期前收缩的频率，祛除诱因后期前收缩即可消失。这种期前收缩称为功能性期前收缩或生理性期前收缩，一般不需治疗，注意休息，戒烟、戒酒，期前收缩可自行缓解。如果自觉症状重，心悸明显，可在医生指导下适当给予药物治疗。

（陈　峰）

期前收缩会造成严重后果吗？

许多患者通常是在体检做心电图时发现期前收缩（早搏），部分患者会引起紧张的情绪，尤其听说是室性期前收缩时，那么期前收缩会对人体造成严重的后果吗？这就需要我们对期前收缩有一个正确的认识，通常期前收缩常见于各种心脏病，例如室性期前收缩在心肌梗死、心肌病的患者中十分常见，但期前收缩发生在正常心脏者也并不罕见。单纯的期前收缩并不能说明您患有心脏病。绝大部分有期前收缩者程度不同地有一些与心理因素相关的症状。发现期前收缩时不必惊慌，及时去医院检查，如果能排除心脏病，那么这种期前收缩我们通常称其为良性期前收缩。这种期前收缩可能与年龄的增长相关，也可能与您的生活习惯有关，如长期喝茶、喝咖啡、酗酒、大量抽烟等。及时改变您的这些不良习惯并注意休息，期前收缩可能自然会减少甚至消失。如果发现有器质性心脏病如冠心病、高血压等，应积极治疗原发病，必要时使用抗心律失常的药物如普萘洛尔、美西律、普罗帕酮等。如果主要是精神紧张、忧虑所致的症状，应充分解除顾虑，也不需要用药。如果需要用药应咨询医生，根据您的症状以及期前收缩的类型而选择药物，另外是否需要用药还要根据客观指标，行24小时动态心电图检查是非常必要的，这样就更有助于了解您期前收缩的类型及一天下来发生的次数，如果有频发室性期前收缩、短阵室性心动过速是需要引起您的重视的。在药物不能控制的情况下可以考虑射频消融治疗。

（陈　峰）

什么是病理性期前收缩？

期前收缩（早搏）是临床上最常见的心律失常，分为房性、交界性与室性三种。期前收缩可见于生理状态下与病理状态下，即健康人与患者均可有期前收缩，所以区分功能性与病理性期前收缩非常重要。在合并器质性心脏病的情况下如冠心病、高血压、心肌病、心脏瓣膜病等，还有甲状腺功能亢进症、电解质紊乱、尿毒症等其他脏器疾病，均可引起病理性期前收缩。患者使用心脏毒性药物，如洋地黄、奎尼丁、胺碘酮等，出现的期前收缩多为病理性。治疗病理性期前收缩主要应先处理原发病，纠正低钾血症。在此基础上如期前收缩仍然不能控制，可在医生指导下服用抗心律失常药物治疗。

（陈　峰）

什么是频发性期前收缩和多源性期前收缩？

按期前收缩发生的频度，在6次/分以上的，被称为频发性期前收缩。频繁的期前收缩，大多使人感到心悸、胸闷、疲乏等不适。

房性或室性期前收缩有时由两个以上异位起搏点产生，心电图表现为两种或两种以上的不同形态、配对间期不等的期前收缩，称为多源性期前收缩。

（林　飞）

什么是期前收缩二联律和三联律?

若期前收缩两两成双地出现,则称为二联律;若3个3个一组出现,则称为三联律。

(林 飞)

什么是连发期前收缩?

连续2次或3次和以上的期前收缩分别称为连发和短阵心动过速。连发室性期前收缩为连续出现的2个室性期前收缩,也称成对室性期前收缩。连发室性期前收缩可偶尔出现,也可频繁或呈联律出现。连发室性期前收缩多为病理性室性期前收缩,表明心室内异位起搏点的自律性较高或存在室内折返,往往预示着可能发生同源性室性心动过速。连发室性期前收缩是诱发室性心动过速的重要原因之一,作为一种警告性室性心律失常,倍受临床医师的关注。

(林 飞)

什么是插入性室性期前收缩?

一般情况下,期前收缩后面有1个长一点的间期,称为代偿间期。在房性期前收缩后的代偿间期是不完全的,因为在房性期前收缩发生时,激动除了向心室传导,同时也向窦房结传导,如果窦房结已脱离不应期,则激动可以传入窦房结使其提早发放激动,从此,开始了一个新的窦性周期,使基础窦性节律的发生时间重排的房性期前收缩其前后2个正常P波之间的距离少于正常P-P间期的2倍,称为不完全性代偿间期。当发生室性期前收缩时,期前收缩的冲动除了向心室传播形成QRS波,还会向房室结传播,在房室结处与窦房结来的冲动产生碰撞,因此,期前收缩的逆传并不能到达心房和窦房结使之提前激动,所以,室性期前收缩后常有完全性代偿间期,即在室性期前收缩两侧的窦性心律间的R-R间期等于正常传导的R-R间期的2倍。不管是房性期前收缩还是室性期前收缩,都可呈插入性。

插入性房性期前收缩前后2个窦性P波之间的间期等于或稍长于1个正常的P-P间期。这种插入性房性期前收缩不影响窦房结起搏点，而插入性室性期前收缩前后2个R波间期等于正常传导的1个R-R间期。这种插入性期前收缩也称为间位性期前收缩。

（林 飞 郑 兴）

什么是心动过速，心动过速分几种类型？

心动过速是指一系列快速而匀齐的心律，这也是临床比较常见的心律失常类型。根据起源不同，常将心动过速分为窦性、房性、交界性、室性几种类型。正确认识心动过速性质，对指导临床治疗并改善预后有积极意义。

（1）窦性心动过速：成人窦性心率超过100次/分即为窦性心动过速，其病因中除了各种器质性心脏病及心力衰竭者外，更常见的是生理性因素（如运动、激动、交感神经兴奋等）和其他系统疾病（如高热、甲状腺功能亢进症、贫血、低血容量、肺梗死）等。针对这种心动过速采取的措施主要是改变不良的生活习惯、注意休息，如果合并其他系统疾病应积极治疗原发病。这种心动过速一般不会引起生命危险，所以不必过于惊慌。如果需要药物治疗，在排除美托洛尔的使用禁忌证后美托洛尔可以作为首选。

（2）阵发性室上性心动过速：是指起源于心房或房室交界区的心动过速，包括阵发性房性心动过速和阵发性交界性心动过速两种，由于两者在临床表现和处理原则上均无明显差异，且由于心率较快，心电图上P波与前一心搏的T波融合，故常统称为阵发性室上性心动过速。房性心动过速最常见于有明显器质性心脏病的患者，例如冠心病、肺心病或洋地黄中毒。突然发生又会突然终止的阵发性室上性心动过速往往没有明显的器质性心脏病。针对这种类型的心动过速，治疗上在排除引起室上性心动过速的原发病后，行射频消融治疗应为最佳选择，目前国内手术的成功率可高达95%，而且是安全、有效的。

（3）阵发性室性心动过速：是临床比较少见但非常重要的心律失常，因其多见于器质性心脏病患者，严重可致患者猝死。如何预防与治疗是目前比较关注的问题。当然首先要排除引起的阵发性室性心动过速的病理原因，如低钾血症、洋地黄中毒、心肌梗死等，纠正这些易患因素非常重要，给予药物治疗也是必要的，如胺碘酮、美托洛尔、普罗帕酮等。这些药物不可自己随意使用，一定要在医生的指导下服用。如果发作频繁，药物不能控制，行射频消融治疗或者安装自动复律除颤器（ICD）可能是最好的选择。

（陈　峰）

窦性心动过速是一种病吗？

窦性心动过速的定义是成人窦性心率超过100次/分。窦性心动过速时，窦房结发放冲动的频率在100~180次/分，剧烈运动时频率可更快。极度体力活动时的最快心率随年龄而递减，从200次/分~140次/分以下。窦性心动过速通常逐渐发作和逐渐终止。窦性心动过速不是一种单独的疾病，也不是一种原发性心律失常，可由多种原因引起。窦性心动过速的病因多为功能性的，也可见于器质性心脏病和心外因素。其产生主要与交感神经兴奋和迷走神经张力降低有关。

（1）生理性：生理性窦性心动过速是很常见的，许多因素都影响心率，如体位改变、体力活动、食物消化、情绪焦虑、妊娠、兴奋、恐惧、激动、饮酒、吸烟、饮茶等，都可使心率增快。此外，年龄也是一个因素，窦性心动过速在婴幼儿很常见，并非病态。

（2）药物性：拟交感神经药物如麻黄素、肾上腺素，副交感神经阻断药物如阿托品、咖啡因、甲状腺素、苯丙胺等可引起窦性心动过速。

（3）病理性：全身性疾病如高热、贫血、缺氧、感染、甲状腺功能亢进症、疼痛、急性风湿热、维生素B_1缺乏症及神经官能症等可引起窦性心动过速。

（4）心血管疾病：急性失血、低血压和休克、动–静脉瘘、心力衰竭、心肌炎、心肌病、心包炎、急性心肌梗死以及各种器质性心脏病都可导致窦性心动过速。

（5）不适当窦性心动过速：是以休息状态下心率增快或在极轻用力时心率不成比例地增快为特征的一种窦性心动过速。是一种临床上较少见疾病，必须先排除其他原因引起的窦性心动过速才考虑这一诊断。治疗的要点是查出窦性心动过速的病因，消除诱因，如吸烟，饮酒、咖啡、茶或使用别的刺激物如滴鼻剂中的拟交感药物。使用普萘洛尔或维拉帕米等药物、给低血容量的患者补充液体、给发热的患者降温有助于减慢过快的窦性心率。严重的窦性心动过速需要用β受体阻滞剂、钙拮抗剂或洋地黄治疗，可单独应用也可合并使用。

（陈　峰）

什么是不适当窦性心动过速？

正常人活动后心跳加快，心电图表现为窦性心动过速，休息时心跳又减慢到100次/分以下，这种情况属于正常的生理反应。所谓不适当窦性心动过速指休息状态下心率过快或者与活动量不成比例的心动过速，心电图上除了窦性心动过速外，没有其他异常表现。最常见的症状为患者感觉心慌，有的患者由于稍活动就出现显著的心动过速，表现为不能耐受运动，也有部分患者因为长期心动过速，最终出现心力衰竭。发病机制可能和患者自主神经失调、窦房结自律性异常有关。诊断不适当窦性心动过速需根据临床表现综合判断，需排除其他可引起窦性心动过速的情况（例如甲状腺功能亢进症、心力衰竭等），通常还需要接受电生理检查以排除其他心律失常（如房性心动过速等）。治疗通常采用β受体阻滞剂，对于药物治疗效果不理想的患者，可进行射频消融治疗。

不适当窦性心动过速的诊断标准：①休息时，或极轻的用力时，心率>100次/分且伴有相应的症状。②P波形态与窦性心律相同或在Ⅰ、Ⅱ、aVF导联上为直立。③排除生理性窦性心动过速。④排除其他心动过速如房性心动过速、窦房结折返性心动过速及自律性房性心动过速等。

（李松华　陆传新）

阵发性心动过速有哪几种可能性？

阵发性心动过速是临床上常见的快速性心律失常。其临床特点是突然发作，突然停止，每次发作可持续几分钟至几小时或几天。心率大多数在160~220次/分，也有慢至100次/分或快至280次/分。阵发性心动过速由于发作时心动过速起源部位和发生机制的不同，可分为阵发性室上性心动过速和阵发性室性心动过速，其中阵发性室上性心动过速包括阵发性房性心动过速、房室结折返性心动过速、房室折返性心动过速，因为三者发作时心电图均呈窄的QRS波表现（差异传导和旁道前传者以及本身有束支传导阻滞时表现为QRS波增宽），有时三者之间难以鉴别，同时临床表现和治疗措施也相仿，故统称为阵发性室上性心动过速。阵发性房性心动过速起源于左右心房、肺静脉、上腔静脉和冠状静脉窦等部位，房室结折返性心动过速折返环由房室结及周围心房肌组成，房室折返性心动过速折返环由房室旁道、房室结及心房、心室肌组成。阵发性室性心动过速心电图表现为QRS波宽大畸形，可起源于左右心室、肺动脉窦部及肺动脉内、主动脉窦内等部位。阵发性室上性心动过速和阵发性室性心动过速常根据发作时心电图QRS波是否宽大畸形来区分，但需注意室上性心动过速呈差异传导和旁道前传时以及本身有束支传导阻滞时也表现为QRS波增宽。

（李召峰　胡建强）

什么是阵发性室上性心动过速？

阵发性室上性心动过速，简称室上速，具有突然发生、突然终止的特点。阵发性室上性心动过速在人群中的患病率是2.25/1000人，而发病率是每年35/10万人。从婴幼儿到90岁以上均可见室上速发作，发作的平均年龄是57岁。多见于心脏结构正常者，少数患者并发其他心脏病（如先天性心脏病）。常见诱发因素有情绪紧张、脑力或体力活动及过度吸烟、饮酒或饮用咖啡等，感染、外科手术及其他疾病和外伤等应激情况下也易发作。常见的室上速中约60%为常见型房室结折返性心动过速，30%为房室折返性心动过速，另10%包括房性心动过速、少见型的房室结折返性心动过速、慢旁道参与的房室折返性心动过速。临床表现主要为突然发生的心跳增快，心率大多数在160~220次/分，伴头晕、乏力、手足发冷，甚至血压下降、全身冷汗等现象，心电图表现为窄QRS波的心动过速，QRS波形态与正常窦性心律时的形态相同，但出现差异传导和旁道前传时以及本身有束支传导阻滞时可表现为QRS波增宽。

（李召峰　胡建强）

什么是房性心动过速？

房性心动过速，简称房速，指起源于窦房结以外任何心房部位或与心房相连的解剖结构（如肺静脉、上腔静脉和冠状静脉窦等），不涉及房室结的快速性心律失常，频率通常在120~220次/分，自律性异常、触发活动和折返激动是房性心动过速的三个发生机制，临床上一般根据房速的形成机制及起源部位，将房速分为局灶性房性心动过速和大折返性房性心动过速，前者包括界嵴部位房速、肺静脉口部房速、间隔部房速等，后者包括手术切口和心肌瘢痕所致的折返性房速。阵发性房性心动过速也具有突然发生、突然终止的特点。心电图表现为窄QRS的心动过速，房速的P波形态不同于窦性心律时的P波形态，P－R间期常受心动过速频率的影响，心率快时可出现文氏型房室传导阻滞，也即心房的频率快于心室的频率，并且心室波均为心房波下传，房速时通常在P波之间有等电位线，这有助于区别典型或非典型的心房扑动。在正常人群中，异位自律性房速常见于小儿，但也可见于正常成人，而折返性房速通常合并器质性心脏病或发生于先天性心脏病外科矫治手术后，在75~85岁的老年人中，阵发性房速的发生率为13.5%。

（李召峰　胡建强）

什么是阵发性室性心动过速？

室性心动过速简称室速，指起源于希氏束分支以下的束支、浦肯野纤维和心室肌的快速性心律失常，目前多采用Wellens的定义，即频率大于100次/分，连续3个或3个以上的自发性室性电除极活动。心电图表现为连续出现3个或3个以上宽大畸形的QRS波，QRS波时间大于0.12秒，频率超过100次/分，R-R间期基本规则，一般R-R间期相差不超过20~30毫秒，可出现房室分离、心室夺获和室性融合波。阵发性室性心动过速常见于严重器质性心脏病，如冠心病心肌梗死、肥厚型心肌病、扩张型心肌病和严重心衰等，常可引起患者猝死；阵发性室性心动过速也可发生于正常人群或心脏结构正常者，此时称为特发性室性心动过速，一般预后良好。

室性心动过速发作时常表现为突然发生的心慌，常伴头晕、乏力、血压下降、冷汗等，心脏结构正常患者常能耐受，而在伴有器质性心脏病的患者中常出现严重后果，如低血压、休克、急性左心衰甚至死亡，需要积极抢救。治疗方面，在心动过速发作时，开始常用抗心律失常药物治疗，如果效果不良或出现血流动力学异常和病情恶化，则需行直流电复律。特发性室性心动过速常可采用射频消融术根治，手术成功率较高，伴器质性心脏病的室性心动过速常需长期药物预防或安置自动复律除颤器（ICD）以预防猝死。

（李召峰　胡建强）

什么是非阵发性交界性心动过速？

非阵发性交界性心动过速是指房室交界区自律性增高，超过窦房结的水平，成为主要起搏点，一般在窦性心律稍减慢时以加速性的交界性逸搏开始，窦性心律加快时暂停或终止，心动过速通常是逐渐发作和终止，又称加速性的交界性心动过速，频率一般在70~100次/分。其心电图特征如下。

（1）频率为70~130次/分，大多在100次/分左右，发作及终止无突然性。

（2）QRS波群形态正常。

（3）心房激动的表现可呈下列情况之一：①QRS波群前后无逆行P波出现，仅有正常的QRS波群，逆行P波可能融合于QRS波群之中。②正常的QRS波群之后出现逆行P波，R–P间期<0.20秒。③逆行P波出现在QRS波群之前，P′–R′<0.12秒。④窦性P波控制心房，P波与正常形态的QRS波群无关，产生房室分离。⑤心房由心房颤动、扑动、房性心动过速等异位心律控制，而心室由较快的房室交界心律控制，形成房室分离，QRS波群与f波、F波或P波无关。

（4）可见房性融合波。

（5）可有窦性P波夺获心室。临床表现主要为心慌，但不具有突然发生、突然终止的特点，而表现为心跳的逐渐加快与减慢，有时症状并不明显，一般不影响血流动力学，对心脏功能影响也较轻，预后大多良好。非阵发性房室交界性心动过速多与急性心肌梗死、缺血后再灌注、心脏手术、洋地黄中毒有关，治疗上主要针对原发病，若为洋地黄中毒，停药后可逐渐恢复，不适宜用直流电复律。

（李召峰　胡建强）

什么是持续性室性心动过速？

持续性室性心动过速是指发生在希氏束分叉以下的束支、浦肯野纤维、心室肌的快速性心律失常，并且心动过速的发作持续时间超过30秒以上，心电图表现为宽大畸形的QRS波群，QRS波群时间>0.12秒，频率超过100次/分，R–R间期基本规则。持续室性心动过速常见于严重器质性心脏病，如冠心病、心肌梗死、肥厚型心肌病、扩张型心肌病和严重心衰等，可导致患者猝死。本病也常可引起血流动力学恶化并进一步引起患者死亡，此时需紧急处理，若药物治疗效果不佳，需行同步直流电复律，原则上应安置自动复律除颤器以预防患者猝死。持续性室性心动过速也可发生于正常人群或心脏结构正常者，一般预后良好，急性发作时可药物治疗或必要时直流电复律，现今一般采用射频消融手术根治，具有较高的成功率。室性心动过速发作时常表现为突然发生的心慌，常伴头晕、乏力、胸闷、血压下降、冷汗、晕厥等，心脏结构正常患者常能耐受，而在伴有器质性心脏病的患者中常出现严重后果，如低血压、休克、急性左心衰甚至死亡，需要积极抢救。

（李召峰　胡建强）

什么是尖端扭转型室性心动过速？

早在1966年Dessertenne首先系统地描述了这种发作时QRS波群形态多变、主波方向沿等电位线向上或向下波动而近似扭转的独特心电图表现，并命名为尖端扭转型室性心动过速。其心电图特征包括：①心动过速发生时QRS综合波的极性呈时相性改变，QRS电轴每5~20次心搏后突然改变方向，以基线为轴扭转180°，经3~5秒可再次回到原方向，如此反复转。②常由落在延长T-U波上的舒张晚期室性期前收缩所诱发。③常能自动终止。④发作时心室率在160~280次/分，常在220次/分左右。⑤部分患者有Q-T间期延长，并伴巨大U波。⑥QRS宽大畸形的心室波群，波幅并不固定，经常变化。尖端扭转型室性心动过速是一类特殊类型的快速性室性心律失常，主要是在原发或继发性Q-T间期延长（LQTS）的基础上发生，随着对尖端扭转型室性心动过速的进一步认识，从发病机制上将原发性Q-T间期延长综合征分为如下三个类型：Ⅰ型（药物性或间歇性依赖性LQTS）：主要发生在药物、低钾、低镁或明显心动过缓的基础上，Q-T间期明显延长，并与明显的长R-R间期有关。其发病机制与心室复极障碍、触发活动、多发性折返或早期后除极有关。Ⅱ型（先天性LQTS或肾上腺素能依赖性LQTS）：可自婴儿时期甚或到成年才发病，本型发病机制与心室交感神经张力不平衡或与延迟后除极的触发活动有关。Ⅲ型（短联律间期室性期前收缩所致尖端扭转型室性心动过速或Q-T间期不延长的多型性室性心动过速）：该型室性期前收缩的联律间期通常为280~320毫秒之间，发病机制与触发活动（早期后除极）有关。

继发性尖端扭转型室性心动过速的病因很多，主要是通过各种外部因素直接或间接作用于钠、钾离子通道所致，常见病因有：①心律失常，如先天性长Q-T间期综合征、Brugada综合征、特发性室颤、严重缓慢性心律失常（尤指完全性或高度房室传导阻滞）等。②药物，包括抗心律失常药物（长期应用Ⅰ类、Ⅲ类抗心律失常药物，如奎尼丁、索他洛尔、胺碘酮等）、抗生素（如大环内酯类、喹诺酮类）及其他（如肠胃动力药、精神类药物、有机磷、可卡因等）。③其他疾病，如颅内病变、严重心动过缓、电解质紊乱（低钾、低镁等）。尖端扭转型室性心动过速的发生机制包括自律性增强和折返两种机制。通过以上机制的分析，部分患者有可控制的因素，但有部分患者可能就是先天性的，这种心律失常的发生往往是致命的，而且时间非常的短暂，临床上常常表现为晕厥和心脏性猝死，住院期间遇见此类患者应立即抢救，在药物不能转复窦律的情况下，电除颤是最佳且最有效的选择。停用所有对心脏有影响的药物（包括抗精神抑郁药、抗心律失常药如索他洛尔、吩噻嗪类），纠正电解质紊乱（特别是钾和镁的紊乱），以及稳定心脏电生理，必要时安装起搏器，利用心房超速起搏来纠治。目前针对这种先天性的原因导致的尖端扭转型室速没有更好的解决办法，可能安装ICD对患者是来说是相对安全的。

（陈　峰　陆传新）

什么是加速性室性自主心律？

加速性室性自主心律，又称加速性室性逸搏心律、非阵发性室性心动过速、加速性室性自搏心律、加速的心室自身性节律、室性自主性心动过速等。一般来说，加速性室性自主心律频率并不快，所以多数患者无明显自觉症状。心率一般为55~110次/分，比较规则，大多为60~80次/分，很少超过100次/分，故对血流动力学无明显影响。一般认为，如果患者出现加速性室性自主心律确诊属于良性的，无器质性心脏病变，患者不必过于担忧，也不是心室颤动的先兆，不会转为心室颤动，对血流动力学无明显影响，患者多能耐受，无须特别治疗。但是有部分加速性室性自主心律是值得我们关注的，目前大多数学者认为加速性室性自主心律的心室率如果>75次/分及（或）节律不规则时，容易转化为阵发性室速甚至心室颤动，此时应高度警惕，及时治疗。如何正确认识它的危害性及预防它的发生？首先要明确患者有无原发病及易患因素，如冠心病急性下壁心肌梗死的患者容易出现加速性室性自主心律，尤其在急性心肌梗死24小时内容易出现。其他病因有洋地黄过量、心肌炎、高血钾、外科手术（特别是心脏手术后）、完全性房室传导阻滞、室性逸搏、应用异丙肾上腺素后等。少数患者无器质性病因，也偶见于正常人。治疗和预防其原发疾病是预防本类型心律失常的根本措施。

（陈　峰）

房室结双径路是如何引起心律失常的？

房室结双径路是指房室结及结周部位心电激动，传导分为快径路和慢径路，但解剖上没有明确的分界，只是心脏电生理上的区分，一般快径纤维主要分布于房室结前部，而慢径纤维主要分布于房室结后部。两者的电生理特点是：快径传导速度快但不应期长，慢径传导速度慢但不应期短，两条路径共同连接于希氏束。窦性心律时，快、慢径路都处在可激动期，但冲动易经快径路传导抵达希氏束和心室，这一冲动同样向前渗入慢径路，但只要快径传导，冲动就不可能经慢径有效传导至希氏束。当较早的心房期前激动出现时，因为快径的不应期长，激动可能落入快径的不应期而发生阻滞，而此时因为慢径的不应期短，慢径可能已脱离不应期，这样冲动就可沿慢径下传希氏束。如果经慢径的前向传导有足够的延迟，当激动抵达快慢径下部交联处时，快径可能已经脱离不应期，激动就可经脱离了不应期的快径逆向传导使心房除极，产生心房回波。此时如果慢径近端已经脱离了不应期，冲动又可再经慢径前传，形成折返。如果折返反复形成，就导致常见的房室结折返性心动过速。

（李召峰　胡建强）

什么是预激综合征？

在正常心脏中心房、心室之间只有房室结、希氏束一条电传导途径相连，预激综合征是在一条正常传导途径外，心房、心室间还存在一条异常的电传导途径（称为房室旁路），如果旁道有前传功能，也就是心房的电激动可以通过旁道传导至心室，一般情况下旁道传导速度快于房室结，导致旁道插入处的心室肌提前激动，在心电图上表现为QRS波群增宽，QRS波群起始部有一Δ波，由于心室肌提前激动导致心房、心室传导时间缩短，心电图上表现为P–R间期缩短。只有逆传的旁路称为隐匿性旁路，而具有前传的旁路称为显性旁路。显性旁路通常都有前传和逆传功能，单纯只有前传的旁路少见，而单纯只有逆传的旁路很常见。心电图上有预激波而且有心动过速的患者可以诊断为预激综合征。总人群中可以用心电图检测到预激波（Δ波）的概率是0.15%~0.25%，而存在旁路传导患者的第一代亲属中可以检出的概率为0.55%。预激综合征常伴发多种快速性心律失常，主要是房室旁路依赖性房室折返性心动过速，包括旁道逆传和旁道正传型的心动过速，后者表现为宽QRS型的心动过速。预激综合征患者一般心脏结构正常，个别患者伴有先天性心脏病。

（李召峰　胡建强）

预激综合征容易产生什么样的心律失常？

预激综合征容易并发多种快速性心律失常，主要包括房室旁路依赖性心动过速和非房室旁路依赖性心动过速。房室旁路依赖性心动过速，指房室旁路直接参与心动过速的发生与维持，阻断房室旁路即可根治心动过速，房室旁路的存在也使心房颤动的发生率增高；非房室旁路依赖性心动过速，指房室旁路不直接参与心动过速的发生与维持，但由于房室旁路的存在，使心动过速的心电图表现、诊断与鉴别诊断和处理复杂化，包括心房颤动、心房扑动、房性心动过速、房室结折返性心动过速并发旁路前向传导，以及室性心动过速伴旁路逆传等。预激综合征最容易产生的心律失常为房室折返性心动过速，95%以上为顺向型房室折返性心动过速，也就是心动过速时心房的激动经房室结下传至心室，心室激动再经房室旁道逆行传导至心房，形成折返环路，若反复折返不终止，则形成房室折返性心动过速。在少见的情况下，也可出现逆向型房室折返性心动过速，也就是心动过速时激动经房室结逆传，经房室旁道前传，此时表现为宽QRS波形心动过速，逆传型房室折返性心动过速仅占预激综合征患者的5%~10%。有一种特殊类型的预激综合征，即Mahaim纤维，旁道只有前传功能，没有逆传功能，心动过速发作时折返环经房室结逆传、旁道前传，只表现为宽QRS波型心动过速。对于预激综合征患者，房颤是一种具有潜在致命危险的心律失常。如果旁路的前传不应期短，房颤时就会导致快速的心室反应，继而恶化为室颤。据统计，大约有1/3的预激综合征患者也有房颤，旁路似乎在房颤的发生中起着一定的病理生理作用。

（李召峰　胡建强）

什么是阵发性房颤？

房颤是最常见的心律失常之一，根据病因、发作特点等，可以有不同的分类。目前国际上最常用的方法是根据房颤发作的特点分为阵发性房颤、持续性房颤和永久性房颤三类。阵发性房颤指房颤反复发作，持续时间少于1周。阵发性房颤发作后通常不治疗也会在48小时内自行转为正常心跳。

由于患者平时是正常心律，房颤发作时通常症状比较明显，大多数患者感觉心慌，有的患者还会感觉胸闷、呼吸困难，太快的心跳也可能引起晕厥，一些患者还会觉得尿量比以前增加。如果患者同时存在冠心病或心力衰竭等心脏病，房颤发作可能会加重这些疾病，出现心绞痛或者呼吸困难加重。随着发作次数的增加，房颤发作会逐渐频繁，每次发作的持续时间会延长，最终可能会变成持续房颤而不能自行转为正常心律。国外一项研究发现，77%的阵发性房颤在经过平均14年后变成永久性房颤，因此可以认为房颤是一种进行性发展的疾病，应当早期治疗，以免从阵发性变为持续性。除发作时症状明显而影响日常生活和工作外，阵发性房颤也会引起脑卒中。一般认为房颤时间持续>48小时以上，就可能在心房内形成血栓，血栓一旦脱落，就会随血流到全身各处。如果心脏的血栓进入脑动脉，就会引起脑卒中，出现偏瘫。如果血栓随血流到四肢的动脉，就会引起相应的肢体坏死。因此对阵发性房颤的治疗要包括预防发作和预防脑卒中两方面的问题。

（黄新苗）

什么是特发性房颤？

特发性房颤指的是患者有房颤发作，但临床和超声等检查未发现可以引起房颤的其他心肺疾病（包括高血压）或甲状腺功能亢进症，即不伴基础疾病的房颤。所有房颤患者中，特发性房颤约占30%。由于缺乏引起房颤的原发疾病，因此治疗主要针对房颤本身。这类患者较适合进行房颤的经导管射频消融治疗。

（黄新苗）

什么是孤立性房颤？

孤立性房颤指的是年轻（年龄<60岁）的特发性房颤，这类患者并发脑卒中的风险较小，预后较好，但随着年龄增加和出现高血压、糖尿病等慢性疾病，卒中的危险也随之增加。

（黄新苗）

非瓣膜性房颤指的是什么？

　　根据是否存在心脏瓣膜病变，房颤患者可以分为瓣膜病性和非瓣膜病性房颤两大类。非瓣膜病性房颤指的是房颤的发生与风湿性二尖瓣病变等心脏瓣膜病变无关。区分瓣膜病性和非瓣膜病性房颤有助于房颤治疗方案的选择。瓣膜病性房颤应首先考虑纠正瓣膜的病变，随着瓣膜狭窄或关闭不全的解除，房颤的发作可能减少或者消失。瓣膜病性房颤较非瓣膜病性房颤容易出现脑卒中，因此对于瓣膜病性房颤均要求使用华法林长期抗凝，并且抗凝的强度应高于非瓣膜病性房颤。

（黄新苗）

阵发性房颤和持续性房颤如何区分？

　　阵发性房颤指房颤反复发作，但发作持续时间<7天的房颤，一般<48小时，大多能自行转为正常心律。持续性房颤指房颤持续时间超过7天，一般不能自行复律，药物复律的成功率较低，常需电复律。除了对于基础疾病的治疗外，阵发性房颤的治疗重点在于预防房颤发作，持续性房颤的治疗重点在于考虑转复并维持正常心律。两者发作时都需要控制心动过速并且预防脑卒中。阵发性房颤射频消融治疗的成功率比持续性房颤高，因此对于发作频繁的阵发性房颤，射频消融是目前较理想的治疗方法。

（黄新苗）

什么是典型房扑和非典型房扑？

　　典型房扑和非典型房扑的区分主要是根据心电图的表现。典型房扑的心房频率在240~340次/分，心房波锯齿状明显。非典型房扑的频率在340~430次/分，心房波较圆钝。随着心腔内电生理的深入研究，房扑又常分为狭部依赖和非狭部依赖房扑。所谓狭部通常指三尖瓣环和下腔静脉之间狭窄的通道（三尖瓣狭部），电冲动通过这一区域时传导明显减慢，这一区域是三尖瓣狭部依赖房扑（临床上最常见的一种房扑）的关键区域，通过射频消融的方法在狭部拉一条线，就可以阻断电冲动的传导，因此可以治愈房扑。

（黄新苗）

房扑和房颤有区别吗？

房扑和房颤在很多地方既有联系又有区别，既有很多相似的地方也有众多不同之处，包括发生的原因、机制、表现以及治疗等。

房颤是指心房内产生达350~600次/分不规则的冲动，心房内各部分肌纤维极不协调地乱颤，从而丧失了有效的收缩。房颤时的心室率常在100~160次/分之间，节律完全不规则，心音强弱、快慢不等，脉搏也强弱不等，同一分钟内脉搏数小于心跳数。当心室率不太快时，患者可无自觉症状；心室率过快时，则可有心悸、头晕、胸闷、气急等。心房颤动使心排血量降低30%，因此是心力衰竭以及心绞痛病情加重的常见诱因。房颤是成人较常见的心律失常。

房扑也是一种起源于心房的异位性心动过速，可转化为房颤。房扑时心房内产生300次/分左右规则的冲动，引起快而协调的心房收缩，心室律多数规则（房室传导比例多为2：1~4：1），少数不规则（房室传导比例不匀），心室率常在140~160次/分之间。房扑发作时的症状与房颤相似。房扑的发生率明显低于房颤的发生率。

房扑和房颤的病因相似，绝大多数发生在有器质性心脏病的患者，其中以风湿性二尖瓣病变、冠心病和高血压性心脏病最为常见，亦可见于原发性心肌病、甲状腺功能亢进症、慢性缩窄性心包炎和其他病因的心脏病。

房扑和房颤是如何产生的，即关于二者的发生机制目前医学界还无明确定论。通常认为是心房内电活动传布过程中发生微折返所致。

房扑和房颤在治疗方面均存在转为正常即窦性心律（转复），以及减慢心室率（节律控制）和预防栓塞两个方面。对于转复二者都可以使用电转复（即电复律）和药物转复。对于电转复，通常二者的成功率都很高，而房扑的转复成功率相对更高一些，电复律时使用的能量相对也低一些，二者转复前后的准备及药物治疗亦相似。对于药物转复，二者使用的药物种类及剂量相似，但对于房扑来讲，药物治疗的效果较房颤要差，尤其是普罗帕酮使用后，患者的心室率可能会更快。在减慢心室率的治疗方面，二者相似，通常使用的药物有洋地黄类药物如毛花苷C、地高辛，β受体阻滞剂如美托洛尔、比索洛尔等，房扑的治疗效果要差些。目前认为预防栓塞方面二者相同或相似。

（郭志福）

什么是缓慢性心律失常？

缓慢性心律失常是指心率低于60次/分，同时伴或不伴有心律不齐。缓慢性心律失常的发生机制是由于心脏的自律性或传导性降低或遭到破坏，主要包括病态窦房结综合征和房室传导阻滞。前者包括严重的窦性心动过缓、窦房传导阻滞和窦性停搏，后者包括一度房室传导阻滞、二度房室传导阻滞和三度房室传导阻滞。缓慢性心律失常的患者有些无任何症状，有些有心悸、胸闷、头晕、无力，严重的有晕厥，需要及时去医院接受检查，查明原因。本病患者有些是因为心脏本身有病，有些可能是药物引起，医生会根据情况做出相应的治疗。

（郑　兴）

窦性心动过缓都对人体有害吗？

窦性心动过缓是指窦性心率低于60次/分。窦性心动过缓有轻有重，心率在50~59次/分，可以出现在许多生理情况下，比如运动员因为长期的耐力训练，心跳就会比一般人慢，特别是长跑运动员，心跳可能更慢，这种情况下，心跳慢一些就不是问题，因为不影响心脏的排血量，所以不会引起身体不适感觉，而在运动中往往心跳会随之加快来满足身体的需要。但有些情况，窦性心动过缓就是病理性的，比如在不是运动员的人中出现心跳慢，心电图提示窦性心动过缓，就要注意检查原因了。如果白天心率<50次/分，而且活动后心率不能随之加快，就说明窦房结功能出问题了。

心率慢的直接后果是每分钟的心脏排血量减少，血压会有所下降，从而引起头晕、乏力、心悸、胸闷、黑矇、晕厥等症状，严重的窦性心动过缓会引起心力衰竭，表现为胸闷、气喘、下肢浮肿甚至胸水、腹水。

（郑　兴）

窦性停搏和窦房阻滞是一回事吗？

窦性停搏和窦房阻滞都是窦房结的功能出现问题了。窦房结的功能是发放冲动或者信号，它发出的冲动还要传出去才能引起心脏有规律地跳动。正常情况下窦房结以60~100次/分的频率发放冲动，所以正常的心率是60~100次/分，而且这种冲动在人运动的时候发出增加，而在夜间睡眠时是减少的，所以人在活动的时候心率可到达140~160次/分，而在夜间睡眠时可以只有40~50次/分。前面讲到的窦性心动过缓是窦房结在白天发放冲动少于60次/分，而窦性停搏是指窦房结短暂地停止工作，不发放任何冲动，导致心脏一过性地停止跳动，窦性停搏的时间可短可长，短的2秒钟左右，长的可超过3秒钟，甚至达到8秒钟。窦房阻滞是指窦房结能正常地形成冲动，但形成的冲动不能外传到心房，导致心脏漏跳1次，也会造成长间歇，只是这种长间歇是有规律的长度，就是正常P-P间距的2倍。比如说正常的P-P间距是0.8秒，那么发生窦房阻滞时形成的长间歇应该是1.6秒。如果患者的窦性心率是60次/分，那么他的P-P间距就是1.0秒，窦房阻滞时的长间歇就是2秒。如果患者的窦性心率只有40次/分，那么他的P-P间距就是1.5秒，窦房阻滞的长间歇就是3秒。所以说，窦性停搏和窦房传导阻滞并不是一回事，但都是由窦房结病变引起的。

（郑　兴）

什么是病态窦房结综合征？

病态窦房结综合征（简称：病窦综合征）是指由窦房结功能异常而引起的多种心律失常及相关症状的一组症状群。对其发病率的统计国内尚无资料，国外报道，在50岁以上人群中，病窦综合征的发病率在0.17%。本病发病年龄大多在60~70岁之间，也可发生在20~40岁年轻人，偶尔有儿童发生本病的报道。男女发病率无明显差别。有同一家族的多个成员发生病窦综合征的报道，表明本病的发生有一定的遗传倾向。本病的病因有冠心病、心肌病、心脏外科手术对窦房结的损伤、电复律术后、老年退行性变等。有些治疗心脏病的药物也可能引起病窦综合征。病窦综合征的表现可以是窦性停搏、窦房阻滞和严重的窦性心动过缓，有些表现为慢-快综合征，即患者的心跳大部分时间是慢的，但有时会突然变得很快而且不规则，医学上称为阵发性房颤。病窦综合征的患者往往主诉头晕、黑矇（眼睛突然看不见东西，但一会儿又能看见东西）和晕厥（突然失去知觉并摔倒在地），有些主诉心悸、乏力。有这些症状的患者应该及时去医院就医。确诊需要做心电图、动态心电图、运动试验、阿托品试验和食管调搏试验，必要时做心脏电生理检查。明确诊断者，应安装永久性人工心脏起搏器。

（郑　兴）

什么是慢-快综合征，什么是快-慢综合征？

从字面上理解，二者都是指同一个患者同时存在快速性心律失常和缓慢性心律失常。慢-快综合征是指患者首先符合病态窦房结综合征中缓慢性心律失常的诊断标准，在此基础上又出现房颤等快速性心律失常。快-慢综合征是指患者存在快速性心律失常比如阵发性房颤，当房颤终止后出现严重窦性停搏、窦性心动过缓或窦房阻滞，症状性的窦性停搏时间多大于3秒钟。在治疗上，二者相似。因为快速性心律失常和缓慢性心律失常在治疗上，尤其是药物治疗上，存在很多矛盾及冲突的地方，通常，尤其是患者有严重缓慢性心律失常时，应先安装永久性人工心脏起搏器，而后再针对快速性心律失常治疗。

（郭志福）

什么是心房静止？

心房静止系指窦性停搏合并房性停搏并且不伴有逆行性心房传导的交

界性或室性节律。心房静止可以由心肌炎或其他多种器质性心脏病引起，也可呈原发性或家族性发病。本病十分罕见。心房静止可以由房速、多源性房速、房扑、房颤、窦房阻滞及病态窦房结综合征逐渐演变而成。电生理学检查显示，电静止可以由部分心房逐步扩展到全部心房。心房静止可以由病毒性心肌炎引起，除累及窦房结及心房外，常广泛累及房室结、希氏束及心室内传导系统。随着炎症的消退和病变的局限，心电图可以完全恢复正常，也可遗留有病态窦房结综合征或三度房室传导阻滞，某些病例也可以没有改变。对伴严重心律失常者应主张早期应用激素治疗。心肌炎引起的心房静止及传导阻滞可与快速性室上性及室性心律失常同时存在，反复进行心电图及电生理学检查有助于明确诊断。使用抗心律失常药物应慎重，必要时应予心室起搏。多数病例需安装永久性起搏器，临时起搏可以迅速纠正循环衰竭，也避免了过早地使用永久性起搏器。

（陆传新）

什么是房室交界性心律？

为了更好地理解房室交界性心律，首先要了解什么是房室交界性逸搏。心脏的起搏传导系统中，除了窦房结这个主要起搏点，还有一些后备的或者潜在的起搏点，它们位于房室结–希氏束区域、右或左束支和浦肯野纤维中，房室结的结区具有自律性，但在正常情况下被窦房结发放的冲动所抑制。潜在起搏点可通过被动或主动机制变成主要起搏点。比如窦房结发放冲动的频率减慢或正常冲动传导通路上任何地方的阻滞，使得到达潜在起搏点的冲动数量减少，都能使潜在起搏点出来发放冲动，向心房和心室传播，引起心脏收缩。这种由潜在起搏点引起的心脏搏动称为逸搏。由于房室交界区的潜在起搏点的自律性较高，比其他潜在起搏点发放的频率快，所以一般的逸搏都来自于房室交界区，称为房室交界性逸搏。

如果房室交界性逸搏持续一段时间，就称为房室交界性心律。由于房室交界组织的固有频率为35~60次/分，所以只有当窦性起搏点发放冲动的频率减慢时，房室交界组织才能以这种缓慢的速率（35~60次/分）起搏心脏。心电图显示正常下传的QRS波群，频率为35~60次/分。可有逆行P波或存在独立的缓慢的心房活动，从而形成房室分离。房室交界性逸搏或房室交界性心律的出现与迷走神经张力增高、显著的窦性心动过缓或房室传导阻滞有关，是一种防止心室停顿的生理性保护机制。处理原则：一般无须治疗；如果需要治疗，主要设法提高窦房结的冲动发放频率和改善房室传导，必要时可给予起搏治疗。

（陈峰 郑兴）

什么是房室传导阻滞，房室传导阻滞会产生严重后果吗？

房室传导阻滞是指冲动在房室传导过程中受到阻滞。分为不完全性和完全性两类。前者包括一度和二度房室传导阻滞，后者又称三度房室传导阻滞，病因包括以下几个方面：①药物，如洋地黄和其他抗心律失常药物。②各种原因导致的心肌炎症，如风湿性、病毒性心肌炎。③各种器质性心脏病，如冠心病、心肌病等。④高血钾等电解质紊乱。⑤传导系统退行性变。⑥心脏外科手术时误伤或波及房室传导组织。

房室传导阻滞会产生严重后果吗？我们从其分类来探讨：①一度房室传导阻滞多无明显症状和体征，仅第一心音低钝，一般来说无须特殊处理，慎用减慢心室率药物。②二度Ⅰ型房室传导阻滞临床症状与心室率快慢有关，心室脱漏较少时，患者可无症状或仅有心悸，如心室脱漏频繁而致心排血量明显减少时，患者可有乏力、头晕、胸闷、心绞痛，甚至心源性晕厥，亦是安装起搏器的指征。③二度Ⅱ型和三度房室传导阻滞时，传导系统的病变部位较低或完全。如患排除可逆性因素（例如急性心肌炎、心肌梗死或者高血钾等）引起的二度Ⅱ型或三度房室传导阻滞（AVB），应安装永久性人工心脏起搏器，术后可以维持正常生活及工作。

（陈峰）

什么是束支传导阻滞，束支传导阻滞对人体有害吗？

束支传导阻滞是指房室结以下的传导系统异常，束支传导部分或完全受阻。可起自各种疾病包括内在的退行性变，伴或不伴心脏疾病。束支阻滞、分支阻滞及非特异性室内阻滞不引起心律失常。通常无症状，不需直接治疗，但常有不良的预后意义。最常见的就是右束支阻滞及左束支阻滞。其临床意义也不相同。单纯的束支传导阻滞对人体并无多大害处，主要是要看有无合并严重的心脏病。很多人在体检时就可发现右束支传导阻滞。如果原来没有右束支传导阻滞而近期心电图突然出现右束支传导阻滞的图形，或原为不完全右束支传导阻滞图形而近期出现完全性右束支传导阻滞的图形，则视为不正常，要进一步查明原因。不能排除有冠心病的可能，此时要重点询问病史，有无劳累后胸闷、胸痛病史，必要时行冠脉造影检查。若急性心肌梗死或急性心肌炎的患者出现右束支传导阻滞则提示后果严重，应警惕发展为完全性房室传导阻滞的可能。应加强心电监护，必要时安装人工心脏起搏器。过去认为左束支传导阻滞是病理性的，且预后不良，许多人开始会担心其严重的危害性，引起恐慌，其实这是没有必要的，流行病学调查发现在正常体检人群中出现左束支传导阻滞的概率也是很高的，也可能为良性的，一般无须特别治疗，亦无须安装起搏器。通常遇到左束支传导阻滞最需要鉴别和引起重视的就是有无合并急性前壁心肌梗死，有时在无法通过心电图鉴别的时候，询问病史和血液学指标——肌钙蛋白值显得至关重要。如果患者胸痛伴出汗，心电图显示新出现完全性左束支传导阻滞，则提示急性心肌梗死，需要按急性心肌梗死进行及时处理。

（陈　峰）

左前分支阻滞有何临床意义？

室内传导系统的组成：右束支、左束支（包括左前分支、左后分支）。室内传导系统病变可以波及单支、双支甚至三支。窦房结发放的心电冲动通过房室结后分别传导到左、右束支，左束支又分别下传到左前和左后束支。由于解剖上左前分支比较细长，因此容易出现左前分支阻滞。心电图上出现左前分支阻滞，虽然提示传导系统器质性变性，但如果不合并其他病变，通常是良性的。左前分支阻滞不是一种进行性发展的病理情况，以后出现完全性房室传导阻滞的概率并不比同龄健康者高，因此出现左前分支传导阻滞的患者完全没有必要担心传导阻滞会进一步加重。如果合并心脏其他病变，预后则由心脏基础疾病决定。对于急诊胸痛患者，如果出现新发的左前分支阻滞，应高度警惕急性心肌梗死的可能性。

（陆传新）

左后分支阻滞有何临床意义？

左后分支阻滞的心电图特征表现为：①QRS时程不超过0.11s。②额面QRS电轴右偏80°~120°。③QRS波群在Ⅰ、aVL呈rS型，在Ⅱ、Ⅲ、aVF呈qR型。确定左后分支阻滞，应排除产生类似心电图表现的其他情况，如右室肥大、慢性肺气肿、正常瘦长体型或侧壁心肌梗死。与左前分支阻滞不同，左后分支比较粗短，出现左后分支阻滞时，通常预示心肌病变范围广泛，以治疗基础疾病为主。

（陆传新）

什么是晕厥？

晕厥是指由各种原因引起的急性一过性全脑缺血，导致突然发生的暂时性意识丧失的临床综合征。其共同的病理生理学基础是继发于心排血量减少引起的急性脑血流量减少。

其特点有：①发作前常有头晕、眩晕、心慌、视物模糊或眼前发黑、耳鸣、出汗、面色苍白、恶心、乏力等。②发作时多出现姿势性张力丧失，即全身肌张力降低而跌倒，此时心率减慢、血压下降、呼吸细弱、意识丧失，平卧位后多能较快恢复，一般持续1~2分钟，长者可达30分钟。③清醒后可有短暂性意识混沌或感恶心、呕吐、腹部不适、有便意等，面色苍白、出汗可持续一段时间，多数患者清醒后有明显疲劳感。

常见的病因有：①反射性晕厥，包括直立性低血压性晕厥、血管抑制性晕厥、颈动脉过敏性晕厥、排尿性晕厥、吞咽性晕厥、舌咽神经痛性晕厥、过度换气性晕厥、咳嗽性晕厥。②心源性晕厥，包括严重的快速性和缓慢性心律失常、主动脉狭窄、肺动脉高压、左心房黏液瘤、心包填塞、先天性心脏病、心绞痛和心肌梗死等。③脑源性晕厥，包括脑供血不足性晕厥、脑部病变等。④血液成分异常，如低血糖、重度贫血、过度换气等。⑤安眠药、镇静剂、抗抑郁药、麻醉剂等药物可直接抑制血管运动中枢而引起晕厥。

（陆传新）

哪些心律失常会发生晕厥？

缓慢性心律失常可以引起晕厥，包括病态窦房结综合征、窦性心动过缓、窦房传导阻滞、二度Ⅱ型或三度房室传导阻滞等；同样，快速性心律失常亦可以引起晕厥，包括快速房颤或房扑、阵发性室上性心动过速、室性心动过速、室颤。有些学者称此类晕厥为心源性脑缺氧综合征，表现为突然意识丧失、心音消失、面色苍白或发绀等。

（陆传新）

何谓颈动脉窦综合征？

颈动脉窦综合征是一组自发地突发性头晕、乏力、耳鸣以至晕厥的临床综合征。于1930年由Roskam等首先报道，随后Weiss和Baker对15例病例进行了详细描述，并提出颈动脉窦的超敏反应是发生晕厥的原因，又叫Weiss-Baker综合征，或Charcot-Weiss-Baker综合征。本病发生持续时间短暂，一般仅1~4分钟，有时有神志丧失，可长达20分钟左右，很少发生惊厥。男性较多，大多在50岁以上。临床上主要分以下几型。

（1）心脏抑制型：刺激颈动脉窦时出现心室停搏≥3秒。心室停搏常由整个心脏骤停引起但偶尔也可出现阻滞的P波，此型约占颈动脉窦综合征患者的60%~80%。此型患者的晕厥发作是由于反射性心脏收缩功能不全而致脑缺血。

（2）单纯血压降低型：刺激颈动脉窦时出现收缩压降低≥50mmHg（6.7kPa）。此型约占颈动脉窦综合征患者的5%~11%，此型晕厥以瘦长型个体为主，晕厥发作是由于血压过低引起脑缺血。

（3）混合型：刺激颈动脉窦时，心脏抑制和血压降低均出现。一般以按摩颈动脉窦时心率减慢50%以上、收缩压降低40mmHg（5.3kPa）以上作为此型的诊断标准。此型约占颈动脉窦综合征的30%。

（4）原发性脑型：刺激颈动脉窦时，尽管无明显的心率及血压变化，但患者出现晕厥或晕厥先兆的症状，常极为短暂。常见于颈动脉大脑前动脉及椎-基底动脉系统的阻塞性病变患者。常伴自主神经功能紊乱的症状，一般因突然转动头部或衣领过紧而诱发。此型晕厥的发作机制未明，可能为脑血管收缩而引起脑缺血的一种晕厥。此型发作时，脑电图显示在颈动脉窦受压一侧可显示慢频高幅波，而对侧则出现抽搐或痉挛性局限性神经征象。

有人发现，伴有自主神经症状的青年女性，突然转动头部或衣领过紧时亦易出现本病。

（林　飞）

什么是心跳骤停？

心跳骤停是指心脏突然停止跳动，造成了有效排血的停止，以缺乏适当的脑血流而致突然意识丧失为主要特征。心跳骤停的主要临床表现为意识丧失，呼吸快而表浅迅即转为呼吸停止；重度低血压，大血管不能测到脉搏，心音消失。数分钟内，组织缺氧，导致生命器官损害。心跳骤停常见的机制包括室颤、持续性室性心动过速、缓慢性心律失常，少见的机制包括电-机械分离、心室破裂、心脏压塞、血流急性机械性阻塞和大血管急性断裂等。不论何种机制所致的心脏骤停，都标志着临床死亡，但从生物学观点来看，此时机体并未真正死亡。此时机体组织的代谢尚未完全停止，人体生命的基本单位——细胞仍维持着微弱的生命活动，如予以及时、适当的抢救，尚有可能存活，尤其是突然意外发生的猝死。如循环停止后抢救不及时，脑组织的缺氧性损伤往往变为不可逆性，这是心跳骤停的主要致死原因；即使心跳、呼吸暂时复苏成功，终可因脑死亡而致命；偶尔生命得以挽回，仍可因后遗永久性脑损伤而造成残疾。因此，心脏骤停的抢救必须争分夺秒。

（陆传新）

心律失常有危险和不危险之分吗？

危险性心律失常又称为致命性心律失常或恶性心律失常，它是引发心脏性猝死的主要原因之一。动态心电图监测表明，发生心室颤动或心脏停搏之前常出现心脏自律性或传导性异常，由这些改变而致的心律失常，往往是心脏性猝死的先兆，故称之为危险性心律失常。

危险性心律失常包括以下几种类型。

（1）危险性室性期前收缩：判断室性期前收缩的危险性，主要依据以下几点：①基础心脏病变，如严重的心肌梗死、严重的缺血、心肌炎或室壁瘤等。②心功能状态。③是否存在低钾等电解质紊乱。心脏功能状态良好，无器质性心脏病患者的室性期前收缩一般属于良性的心律失常。有严重的器质性心脏病，心功能明显受损的患者，室性期前收缩引起更严重心律失常的危险较大。

（2）扭转型室性心动过速：多见于缓慢性心律失常、低钾血症、奎尼丁晕厥、Q-T间期延长综合征等。其临床及心电图特点如下：呈反复短阵发作，患者易晕厥；发作时心电图出现一系列增宽、波形多变的QRS波群，频率为160~280次/分，R-R间期不甚匀齐，QRS方向常沿基线扭转；发作前室性期前收缩常为频发性，多有Q-T间期延长；可自行终止，也可恶化为心室颤动。

（3）预激综合征合并心房颤动时，由于心室率过快（>200次/分），可引起心室颤动。

（4）严重室内传导阻滞或完全性房室传导阻滞：在发生房屋传导阻滞之前，可先出现室内双束支阻滞和三束支阻滞。希氏束分叉以下阻滞的特点为QRS增宽畸形，心室率为28~40次/分，不稳定，如不及时处理可发生猝死。

（5）病态窦房结综合征：其中较严重的窦性停搏、窦房阻滞和心动过缓-过速综合征（又称慢-快综合征），出现长间歇时患者可出现意识丧失。

由于危险性心律失常往往是致命性的，是心脏性猝死的先兆，因此应当高度重视，早期识别。

（林　飞）

什么是心室扑动和心室颤动？

心室扑动和心室颤动都是最严重的心律失常。心室扑动时心室有快而微弱无效的收缩；心室颤动时则心室内各部分肌纤维发生更快而不协调的乱颤，两者对血流动力学的影响均等于心室停搏。两者只有通过心电图识别，心室扑动表现为规则而宽大的心室波，向上和向下的波幅不等，频率为150~250次/分。心室颤动则表现为形态、频率及振幅均完全不规则的波动，频率为150~500次/分。这两种室性心律失常是引起猝死的重要原因，正确认识与预防对于减少心血管事件是非常有帮助的。一般来说，心室扑动和心室颤动多发生于原来已有心脏病的基础上，如急性心肌梗死、心肌炎，亦可发生在使用药物治疗过程中导致的严重低血钾与高血钾、Q-T间期延长综合征，或者洋地黄、奎尼丁、普鲁卡因酰胺、肾上腺素、锑剂等药物中毒。当发生这两种类型的心律失常时，应立即予以非同步直流电除颤，并尽快建立有效的呼吸通道、静脉输液通道，监测心电图，如心室颤动波较小，除颤效果不好者，可静脉注射肾上腺素，使颤动波变大，并加大除颤电能再除颤。同时进行心肺复苏的各种急救措施。复苏成功者，要维持呼吸、循环稳定，纠正酸碱、电解质紊乱，保护脑，预防感染和应激性溃疡等。在各种心脏病合并心力衰竭、呼吸衰竭、低血压等临终前发生者，称为继发性心室扑动和颤动，多不易复苏。对有可能发生室扑、室颤的高危患者，如心肌梗死存活者，如伴有左心室功能明显减退或心力衰竭左心室射血分数低于30%的患者，安装植入式体内自动复律除颤器（ICD）是非常有益的，ICD能自动识别室性心动过速与室颤，自动放电，及时恢复窦性心律，维持血流动力学的稳定，挽救患者的生命。

（陈　峰）

什么是先天性长Q-T间期综合征？

先天性长Q-T间期综合征是一种遗传性心脏病，常见于儿童和青少年，为编码跨膜钠离子或钾离子通道基因突变所致，目前为止已经明确长Q-T间期综合征有7个致病基因和300多种不同的突变。临床表现为反复出现的头晕、癫痫发作、晕厥甚至猝死。晕厥多由扭转型室性心动过速及继发的室颤所致。长Q-T间期综合征的晕厥通常与交感活力的突然增加有关。这些症状主要由情绪激动或过度的体力劳动所引起。其十二导联常规心电图表现为Q-Tc间期延长（Q-Tc>440毫秒），T波多呈双向或压迹（这些改变以胸前导联V_2~V_5为主），和U波异常，尖端扭转型室性心动过速及室颤等。传统上将其分为两种类型：①常染色体显性遗传的Romano-Ward综合征（RW），较常见，不伴有先天性耳聋，呈家族性发病。②常染色体隐性遗传的Jervell-Lange-Niel-sen综合征，亦称心耳综合征、聋-心综合征，较少见，伴有先天性耳聋。有症状的患者均需治疗。有研究报道对长Q-T间期综合征各种亚型进行临床试验时应观察尖端扭转型室性心动过速及其症状晕厥和心脏骤停。尽管应用缩短Q-T间期的药物治疗令人鼓舞，证明可以减少晕厥与心脏骤停的发生率，但还不能看作为一种降低死亡率的有效药物。基于伦理和道德的考虑，从未做过长Q-T间期综合征的对照研究，而历史性对照研究结果是令人满意的。初次发病的几年内死亡率极高，说明有典型症状而未经治疗者，自然病史预后很差。最后，对长Q-T间期综合征存活者的多次分析表明抗肾上腺素能的药物和介入治疗可明显减少晕厥和复发性心脏骤停。目前的治疗包括：β受体阻滞剂，左侧颈、胸交感神经节切除术和ICD的植入等。

（陈　峰）

什么是短Q-T间期综合征？

短Q-T间期综合征（SQTS）是近年来发现的以缩短的Q-T间期和晕厥、阵发性房颤或致命性室性心律失常为特点的新的临床综合征，以短Q-T间期、阵发性房颤和（或）室性心动过速及心脏性猝死为特征。至今已先后发现了SQTS的三个致病基因：KCNH2，KCNQ1，KCNJ2。该综合征见于年轻、健康、无器质性心脏疾病的人群，临床表现可无任何症状或仅有心悸、头晕，重者可出现晕厥和猝死等。心电图特点：非常短的Q-T间期（校正Q-T间期≤330毫秒），T波始终直立向上，T波峰顶和T波末端之间的间期并不延长。由于短Q-T间期综合征患者容易发生快速性室性心律失常及心脏性猝死，因此重在预防，一旦发生快速性心律失常应及时终止与抢救。如何预防快速性心律失常的发生，主要是祛除病因，对于出现晕厥、心脏骤停等血流动力学紊乱的患者首选ICD植入。对于不适用于ICD治疗的患者，特别是儿童和新生儿，抗心律失常药物具有重要的价值。此外，还有经导管射频消融治疗等，但目前缺乏长期随访结果支持。

（陈　峰）

什么是Brugada综合征？

Brugada综合征是一种常染色体显性遗传病，是编码心肌离子通道的基因突变致右室心外膜某些部位过早除极而导致的综合征。本病于1992年由西班牙学者Brugada P和Brugada J两兄弟首先提出，1996年日本Miyazaki等将此病命名为Brugada综合征。此病多见于男性，男女比例约为8：1，发病年龄集中在30~40岁左右，主要分布于亚洲，尤以东南亚国家发生率最高，患者多有明确的晕厥、猝死家族史，发作前无先兆症状。发作时心电图提示为室颤，多在夜间睡眠中发生。心电图特点：①完全或不完全右束支传导阻滞，合并V_1~V_3导联ST段抬高（0.1mV以上），多有电轴左偏，常合并左前分支阻滞。②ST段抬高，呈下斜型或鞍型。③P-R间期及Q-T间期正常。发作间期可无任何症状。目前对于该疾病，ICD是惟一证实有效的治疗方法。另外，药物治疗、射频消融、外科冷冻以及起搏器治疗均有一些报道，但其有效性尚不肯定。总之，本病是一种离子通道基因异常所导致的原发性心电疾病，属心源性猝死的高危人群，预后严重。临床工作中应及时识别、尽早干预，安装ICD是目前推荐的治疗方法。

（陈　峰）

心源性猝死与心律失常有何关系？

没有预兆的突然死亡称为猝死，极大部分猝死是由心脏原因引起的，这种猝死便称为心源性猝死。心源性猝死的科学定义是：由各种心脏原因引起的，以急性症状开始、1小时内骤然意识丧失为前驱的自然死亡。不论是否知道患者已患有心脏疾病，死亡的时间和形式是不可预料的。自然、快速、不可预料是心源性猝死的特点。心源性猝死的重要发病机制为致命性的心律失常——心室颤动及心室停搏。心脏结构的异常如心肌梗死、原发或继发性心肌肥厚、心室心肌病变（扩张型心肌病、心肌纤维化、心肌炎等）、结构性电异常（如Q-T间期延长）是发生致命性心律失常的基础。功能异常如冠状动脉血流的暂时改变如急性缺血或缺血后再灌注，全身因素如低血压、低血氧、酸中毒、电解质失衡以及致心律失常的药物及心脏中毒可促发致命性心律失常的发生。在发达国家，冠心病及其后果是80%以上心源性猝死的病因。当心肌缺血时，心肌细胞由于缺氧、儿茶酚胺分泌增多等原因，导致自律性增强，室性期前收缩及心动过速便可增多，一旦发生室性期前收缩并落在心室易损期，便可产生心室颤动。另一方面，心肌缺血时，各部位的心肌纤维不应期长短不一，传导速度不同，呈现心电的不均匀现象，容易形成室性期前收缩或心动过速，从而诱发心室颤动而猝死。除了室性期前收缩导致室速、室颤引起心源性猝死，缓慢性心律失常如三度房室传导阻滞、窦性静止和窦房阻滞也可造成心跳停顿而猝死。

（李召峰）

病 因 篇

◆ 哪些心律失常与遗传有关?

◆ 阵发性室上性心动过速是先天性的吗，会遗传吗?

◆ 心律失常与性别、年龄有关吗?

◆ 老年人常见哪些类型的心律失常?

◆ 儿童常见哪些类型的心律失常?

◆ ……

哪些心律失常与遗传有关？

遗传性心律失常是环境因素和遗传因素共同作用的结果，目前主要分为以下两类：①遗传性心律失常综合征，也称为遗传性心电疾病，是已经明确的单基因遗传病，不伴有器质性心脏病，目前研究较多的包括长Q-T间期综合征、Brugada综合征、短Q-T间期综合征等。②致心律失常性心肌病，是在器质性心脏病基础上伴发的心律失常，包括致心律失常性右室心肌病、扩张型心肌病、肥厚型心肌病等。

（陈　峰）

阵发性室上性心动过速是先天性的吗，会遗传吗？

产生阵发性室上性心动过速的病理基础既可以是先天形成的，也可以是后天产生的，先天性的因素如房室旁道、房室结双径路及肺静脉、上腔静脉、冠状静脉窦解剖发育中心肌纤维束残存的多少与排列的紊乱，均是产生心动过速的基础。后天性的因素如心房肌及周围相连接血管内心肌纤维的退行性变、心房外科手术切口及心肌炎症所遗留瘢痕等，均可使局部产生解剖屏障及缓慢传导区，易于诱发折返性心律失常。流行病学研究显示：阵发性室上性心动过速在人群中的患病率是2.25/1000人，总人群中可以用心电图检测到预激波（Δ波）的概率是0.15%~0.25%，而存在旁路传导患者的第一代亲属中可以检出的概率为0.55%，从上述数据看，预激综合征（房室旁道）也有遗传倾向，但遗传的发生率很低，在我们2000多例的患者中，仅碰到3个家系有预激综合征（房室旁道）集中发生的现象。房室旁道的形成主要是胚胎发育过程中心房、心室之间纤维分隔及心肌退化不完全所致，这既可与遗传因素有关，也可与怀孕期间某些外界因素有关，但这方面的关系目前还未明确。

（李召峰　胡建强）

心律失常与性别、年龄有关吗？

心律失常在性别上是无明显差异的，但年轻女性中因心脏神经功能紊乱引起的心律失常比男性稍多。心率一般随年龄的增长而逐渐减慢，婴幼儿的窦性心动过速频率可高达230次/分，成人却很少超过180次/分，通常低于140次/分。窦性心律不齐在儿童和青年期很常见，至成年期就较少见，但到老年期又较多见。先天性完全性房室传导阻滞多见于儿童，后天性慢性房室传导阻滞多见于成年人。

（李召峰）

老年人常见哪些类型的心律失常？

老年人由于大多数患有心脏病或有心血管疾病的危险因素如高血压、糖尿病、血脂异常等，以及可能患有其他系统的疾病，导致全身状况不良如电解质紊乱（如高血钾或低血钾）、缺氧、酸碱失衡等，所以老年人发生心律失常的比例比年轻人要高得多。常见的心律失常主要有期前收缩、心房颤动、心房扑动、室上性心动过速、传导阻滞、窦性心动过缓等。1990年Manyari等报道，无心脏疾病的60岁以上老年人中，74%有房性心律失常，64%有室性心律失常。同时，老年人各种心血管疾病的发生率增高，更易发生致命性心律失常，其中室性心律失常最常见。据报道，健康老年人的室性期前收缩的发生率高达64%~90%，其中62%~80%为多源性。健康老年人最高心率随着年龄的增大而降低，平均心率在老年人也有下降的趋势，因此老年人出现窦性心动过速时，常比年轻人的症状更明显。心房颤动是老年人常见的心律失常，约占老年人心律失常的20%。另外，随着年龄的增长，心脏的传导系统发生退行性变，因此，老年人病态窦房结综合征和房室传导阻滞的发生率比年轻人高。

（李召峰）

儿童常见哪些类型的心律失常？

心律失常可以发生在任何心脏病中，凡是有可能得心脏病的人，不管男性还是女性，不管成年人还是儿童，都有可能并发心律失常。即使没有患心脏病，儿童因为感冒发热、腹泻导致的水、电解质或酸碱平衡失调都可导致心律失常的发生。小儿心律失常的种类基本与成人相似。小儿常见的心律失常有以下几种。

（1）窦性心律不齐：与呼吸和迷走神经张力变化有关，大多无须治疗。如果窦性心律不齐与呼吸无关，要考虑患心脏病和颅内压增高的可能。

（2）期前收缩：较大的儿童可主诉心悸、心跳有"漏搏"感，幼儿可表现为哭闹、乏力或气促等。儿童出现期前收缩要排除心肌炎可能。

（3）房室传导阻滞：心率快伴有房室传导阻滞，是儿童发生心脏炎时常见的表现，要及时检查和治疗。

（4）阵发性室上性心动过速：主要表现为突然发作和突然停止，心率为200次/分以上，如不及时处理可引起心力衰竭，应及时去医院诊治。

（李召峰）

怀孕会引起心律失常吗？

怀孕期间可能出现心律失常，主要原因是内环境的改变、血容量和心脏负担的增加。在妊娠期间，由于胎儿的生长、子宫的增大、内分泌改变、代谢增高，孕妇的血容量、血流动力学和心脏方面均有较大的变化：醛固酮、雌激素的分泌，肾素、皮质醇的增加，引起水钠潴留，到妊娠中后期，循环血容量可增加50%；血容量增加，心脏负荷增加，心搏量加大使得心脏做功增大，可引起心肌轻度肥厚。对于正常女性来讲，完全有能力承担因妊娠对心脏带来的负担，即使出现心律失常，也是很安全的，如窦性心动过速、房性期前收缩、室性期前收缩等，一般不需要处理。但是，对于原有心脏疾患的女性，妊娠可造成心功能的减退甚至恶化，导致心力衰竭，危及生命，是孕产妇死亡的重要原因之一。目前认为，下列情况的心脏病患者不宜妊娠：①病情较重的心脏病患者，心功能在3级以上或既往有心力衰竭的病史。②年龄>35岁，心脏病史较长的患者，心功能代偿能力差。③风湿性心脏病伴有肺动脉高压、持续性或永久性房颤、高度房室传导阻滞、风湿活动期或合并感染性心内膜炎。④活动性心肌炎患者。⑤严重的、药物难以控制的高血压患者。⑥紫绀型先天性心脏病未纠正或伴有肺动脉高压的患者。⑦心脏病合并有肾炎或重度结核患者。

（陆传新）

典型房扑的发生机制是什么？

心房扑动是一种常见的心律失常，其发生机制是一种右心房内的环绕三尖瓣环的大折返激动，以前曾把房扑分为典型房扑与非典型房扑，典型房扑在心电图上表现为Ⅱ、Ⅲ、aVF导联心房扑动波为锯齿状负向波，非典型房扑在上述导联上表现为正负向波。随着心脏电生理学的进展，认识到两者都是围绕三尖瓣环的、缓慢传导区位于三尖瓣环与下腔静脉间峡部的大折返激动，只是前者为逆钟向折返，后者为顺钟向折返，所以现在把上述两种围绕三尖瓣环折返的房扑统称为典型房扑，而把起源于其他部位的心房扑动称为非典型房扑，如围绕二尖瓣环、围绕肺静脉或上腔静脉的房扑等。典型房扑是围绕三尖瓣环的折返，缓慢传导区位于三尖瓣环与下腔静脉之间的峡部，逆钟向折返是指激动通过峡部的缓慢传导区后先激动房间隔部位的心肌，再沿着三尖瓣环依次激动右心房上部和游离壁侧壁心肌，最后激动进入缓慢传导区，完成一次折返，而顺钟向折返激动方向刚好与上述折返方向相反，是指激动通过峡部的缓慢传导区后先激动右心房游离壁侧壁心肌，再沿着三尖瓣环激动房间隔部位的心肌，最后激动进入缓慢传导区，完成一次折返。

（李召峰　胡建强）

房颤的病因有哪些？

人群中房颤的发生率随年龄的增长而增加，一些心血管疾病和非心脏疾病均可引起房颤。常见引起房颤的非心脏原因包括甲状腺功能亢进症、饮酒、慢性支气管炎、肺栓塞和外科手术等。一些老年甲状腺功能亢进症的患者可仅表现为房颤，而多食、消瘦、易激动等其他的甲状腺功能亢进表现不明显，因此对于房颤的患者必须化验血甲状腺功能以免漏诊。一些无基础心脏病的患者在节假日过量饮酒后，引起房颤发作，这一现象被称为"假日心脏综合征"。

可引起房颤的心脏病包括高血压、风湿性心脏病（特别是二尖瓣狭窄）、急性心肌梗死、心肌炎、心肌病及心力衰竭等。在年轻的患者中，约有30%的房颤患者找不到病因，称为特发性房颤。

一些房颤的病因是一过性或是可以经过治疗纠正的，例如甲状腺功能亢进症、急性病毒性心肌病或饮酒引起的房颤，往往随着这些病因的纠正而不再发作。对于高血压或心力衰竭引起的阵发性房颤，控制这些基础病也可以使房颤的发作减少。有些房颤发作和心脏的自主神经张力有关系，表现为有些患者通常在晚间休息时发作，而有些患者在活动时或进食后容易发作房颤，因此，房颤的发作特点对于确定病因及治疗的选择也有一定的帮助。

（黄新苗）

房颤为什么会引起脑卒中？

左、右心房的前上部分各有一个突起的囊腔，外观上像心脏的两只耳朵，称为左、右心耳。心耳的底部和心房腔连接，顶部是盲端，正常心跳时，心耳的肌肉收缩，把心耳内的血液排入心房腔，随后进入心室腔。随着心脏的收缩和舒张，左、右心耳腔内的血液不断地排空和充盈。房颤时心房肌的收缩处于极端无序状态，从整体上看，房颤时心房基本上处于不收缩状态，因此心房内的血流速度减慢。同样，房颤时左、右心耳的肌肉也失去了协调收缩的能力，心耳腔内血液的流动性大大减少。长时间心耳内的血液淤滞容易导致血液凝固，在心耳内形成血凝块，即所谓的心耳内血栓形成。心耳内的血凝块一旦脱落，就会随血液流到全身各处。从左心耳内脱落的血凝块随血液最容易到达脑动脉系统，引起脑栓塞、脑卒中。非瓣膜性房颤患者出现脑卒中的风险比没有房颤的同龄人高5~6倍。

房颤引起脑卒中的风险大小取决于患者有无相关的危险因素，例如房颤合并糖尿病、高血压或者心力衰竭，出现脑卒中的机会就较大。年龄也是重要的危险因素，75岁以上的房颤患者容易出现脑卒中。如果房颤患者已经发生过脑卒中或短暂性脑缺血发作，再次发生脑卒中的危险就比较大。对于这些合并有较高卒中风险因素的患者，应根据医生的建议，积极地使用华法林或阿司匹林预防脑卒中。卒中的风险与引起房颤的基础疾病也有关系，例如二尖瓣狭窄的患者，通常左心房体积较大，出现房颤时左心房的血液淤滞更明显，容易出现左心耳的血栓而导致脑栓塞，因此对于瓣膜病引起的房颤，均应采用华法林长期抗凝以防止脑卒中。对于一个年轻的房颤患者，如果超声检查心脏结构和功能都正常，同时又没有相关的危险因素，出现脑卒中的机会就很小。

虽然房颤患者出现脑卒中大多是因为左心耳内血栓脱落，但是约25%的房颤患者出现脑卒中是因为本身脑血管疾病或心脏其他部分的血栓栓塞引起。临床上区分血栓的来源有时比较困难，但从预防的角度来说，用药基本上是一致的。

（黄新苗）

房颤会遗传吗？

20世纪40年代就有学者报道家族性房颤，即：这些家族成员中患房颤的比例显著高于其他家族。随后的研究发现这些家族性房颤的患者存在基因的异常，证实了这些患者的房颤与遗传有关。也有研究发现父母有房颤病史，其子女也容易发生房颤。虽然存在家族性房颤，但事实上只占房颤患者的极小部分，对于绝大多数房颤的患者来说，是否会遗传给下一代，目前还缺乏明确的证据。即使房颤的发生存在遗传因素，从临床实践和现有的资料看，这种因素发挥的作用也是非常弱的，因此，除非是家族性房颤，一般的房颤患者完全没有必要担心会遗传给下一代。

（黄新苗）

什么是特发性室性心动过速？

特发性室性心动过速是指临床各种检查排除了器质性心脏病、代谢紊乱、长Q-T间期综合征的室性心动过速，约占所有室性心动过速的10%。心动过速常起源于右室流出道、肺动脉内及窦底、左心室流出道和主动脉左冠窦及右冠窦内、左后间隔左后分支分布部位、左前间隔及左室前壁左前分支分布部位、二尖瓣环和三尖瓣环附近部位。常见有两种类型，即特发性右心室流出道室性心动过速和左心室分支型特发性室性心动过速。前者心电图表现为胸前导联（V_1~V_6）类似于左束支传导阻滞，伴心电轴右偏

（心电图 Ⅱ、Ⅲ、aVF 导联呈大 R 波）；而后者室性心动过速常起源于左后分支部位，心电图表现为胸前导联（ V_1~V_6 ）类似于右束支传导阻滞，伴心电轴左偏（心电图 Ⅱ、Ⅲ、aVF 导联呈 rS 波形）。室性心动过速发作时常表现为突然发生的心慌，常伴头晕、乏力、血压下降、冷汗等，终止心动过速的发作，常用抗心律失常药物静脉注射，对于左后分支起源的特发性室性心动过速，静脉注射维拉帕米常有较好的效果，如果药物治疗效果不良或出现血流动力学异常和病情恶化，则需行直流电复律。特发性室性心动过速常可采用射频消融术根治，手术成功率较高。

（李召峰　胡建强）

房室传导阻滞常见的病因有哪些？

房室传导阻滞分一度、二度和三度。二度分为 Ⅰ 型和 Ⅱ 型。目前认为，一度房室传导阻滞的原因是功能性，与迷走神经张力增高有关。二度 Ⅰ 型房室传导阻滞的原因可以是功能性，也可以是器质性的。二度 Ⅱ 型和三度房室传导阻滞的原因都是器质性。能引起房室传导阻滞的器质性心脏病有冠心病、心肌梗死、心肌炎、心力衰竭、心肌病、老年退行性病变等。有些药物也能引起传导阻滞，如 β 受体阻滞剂、钙离子拮抗剂、抗心律失常药如普罗帕酮、胺碘酮等。另外，血钾升高也能引起传导阻滞。

（郑　兴）

低血钾会引起心律失常吗？

正常人的血清钾浓度为 3.5~5.5mmol/L，当血清钾浓度 <3.5mmol/L，称为低钾血症。低钾血症对心脏的影响主要是引起心律失常，低钾血症时，心肌兴奋性增高，超常期延长，异位起搏点自律性增高，同时又有传导性降低使传导减慢及有效不应期缩短，易引起兴奋折返。所以，低钾血症易发生窦性心动过速、期前收缩、房室传导阻滞，严重者发生室性心动过速、心室颤动，导致心功能衰竭。

（李松华）

高血钾会引起心律失常吗？

血清钾浓度>5.5mmol/L，称为高钾血症，血清钾浓度6~7mmol/L为中度高钾血症，血清钾浓度>7mmol/L为严重高钾血症。高血钾最常见的原因是挤压综合征、肌炎、肾衰，主要表现为乏力、心律失常等。患者心律失常的危险程度和血钾升高程度平行。高钾血症可出现心音低钝、心率减慢、室性期前收缩、房室传导阻滞、心室颤动或心脏停搏。

（李松华）

血钙异常可引起哪些心律失常及心电图变化？

血钙浓度的正常参考值为2.15~2.75mmol/L。低钙血症时，即细胞外钙浓度降低，对钠内流的抑制屏障作用减弱，使阈电位下移，可使心肌细胞兴奋性增高，传导性升高，自律性升高，复极化延长及收缩性降低，可出现心率加快、各类期前收缩和折返性心动过速等心律失常。低钙血症心电图表现：①ST段平坦延长。②T波形态及方向保持正常。③Q-T间期延长。④在单纯性低血钙中，对心率、节律及P波和QRS波群多无明显的影响。

高钙血症时，细胞外钙浓度升高时，对快反应自律细胞抑制作用增大，使钠内流减慢，而钾外流相对加速，使自动去极化速度降低，即自律性降低，血清钙浓度上升使细胞膜对钠内流减缓去极化速度降低，阈电位水平上移，均使兴奋的扩散速度减慢，传导性降低。血清钙浓度的升高对钠内流的抑制作用增大，使阈电位上移，膜电位的距离加大，兴奋性降低。另外还有心肌细胞复极化加速、收缩性增高等，患者可出现心率减慢、期前收缩及传导阻滞等心律失常，甚至诱发心室颤动而致死。高钙血症心电图表现：①ST段明显缩短或消失。②Q-T间期缩短。③严重时T波可呈现倒置，或出现心律失常。

（李松华）

血镁异常可引起哪些心律失常及心电图变化？

血清镁浓度的正常参考值为0.87~1.12mmol/L。血清镁浓度增高达

3~5mmol/L，可发生一过性的窦性心动过速，随即表现为明显的窦性心动过缓。血清镁浓度增高到5~10mmol/L，可发生房内传导阻滞、一度房室传导阻滞及室内传导阻滞，严重镁中毒时发生心脏停搏。

低镁血症时，缺镁早期T波增高，慢性或严重缺镁时P波及QRS波群电压降低，P-R间期延长，QRS波群增宽，ST段压低，T波切迹、钝挫、低平或倒置，并可引发各种心律失常，如房性、交界性、室性期前收缩，室上性或室性心动过速、心房颤动，甚至出现心室颤动。

（李松华）

左室假腱索与室性期前收缩有关吗？

室性期前收缩，又称室性早搏，是窦性激动尚未到达心室之前，由于心室内异位起搏点的提前兴奋，其附近的心肌首先收缩，随着兴奋扩散至整个心脏出现一次提前收缩。左室假腱索是指左心室内非起于乳头肌止于二尖瓣叶的腱索，属于一种先天性解剖变异，它多从原始心脏的内肌层衍生而来，多数为致密纤维组织；少数由心内膜包裹的心肌构成。它大部分由室间隔连于左室游离壁，少数室间隔连于乳头肌。

用二维超声心动图可在左室假腱索上发现室性期前收缩的异位起搏点，目前认为左室假腱索是引起室性期前收缩的病因之一。左心室假腱索诱发室性期前收缩的机制：①假腱索内存在自律性细胞，能自动发放冲动而诱发室性期前收缩。②心室舒张时，假腱索对室壁的牵拉能诱发室性期前收缩。③假腱索内的浦肯野纤维牵引引起局部激动折返，诱发室性期前收缩。④浦肯野纤维受牵拉后会增加动作电位4相的自动除极频率，诱发室性期前收缩。

左心室假腱索诱发室性期前收缩的临床特点有：①起源于左室的室性期前收缩。②年青人好发，既往无器质性心脏病史，多表现为恶性心律失常，如频发室性期前收缩或R-on-T室性期前收缩等。③运动后，室性期前收缩随心率增快（高达100~140次/分）而消失。④抗心律失常药物治疗效果不理想。

（李松华）

二尖瓣脱垂可引起哪些心律失常?

二尖瓣脱垂是指在心脏收缩时二尖瓣叶脱垂入左心房，表现为二尖瓣关闭不全。多数患者心电图可正常，部分患者表现为Ⅱ、Ⅲ、aVF导联T波正负双相或倒置，以及非特异性ST-T段的改变，此改变在吸入亚硝酸异戊酯或运动后更加明显。心电图可见Q-T间期延长，并引起各种心律失常，包括房性期前收缩、室性期前收缩、室上性或室性心动过速、窦房结功能降低及不同程度的房室传导阻滞，亦可见预激综合征。二尖瓣脱垂患者易发生心律失常，大多数对健康无影响，以室性心律失常最多见，发生率达50%以上。阵发性室上性心动过速亦较常见，这可能与二尖瓣叶、乳头肌腱索的牵拉以及交感神经活性升高有关。当患者出现严重二尖瓣脱垂伴左心室功能失代偿，Q-T间期明显延长，心室晚电位阳性，复杂室性心律失常，心房扑动或颤动伴预激综合征，年轻女性有黑矇、晕厥史伴胸闷、气短时，猝死的危险性加大，应积极治疗原发病，预防猝死的发生。

（李松华）

心肌病常引起哪些心律失常?

按世界卫生组织的分类标准，心肌病可分为扩张型心肌病、肥厚型心肌病、限制型心肌病、致心律失常型右室心肌病及未定型心肌病五型。其共同特点是心功能进行性下降，可出现各种类型心律失常，如房性期前收缩、房扑、房颤、交界区期前收缩、交界区心动过速、室性期前收缩、室性心动过速及传导阻滞等。扩张型心肌病心律失常以异位心律和传导障碍为主；肥厚型心肌病以房室传导阻滞和束支传导阻滞较常见；限制型心肌病心电图示低电压、心房和心室肥大、束支传导阻滞、ST-T改变和心房颤动等心律失常；致心律失常型右室心肌病以反复发生持续或非持续性室性心动过速为特征。

（李松华）

扩张型心肌病患者易出现哪些心律失常？

扩张型心肌病的主要特征是单侧或双侧心腔扩大，心脏收缩功能减退，可伴有充血性心力衰竭，其死亡率较高，死亡原因多为心力衰竭和严重心律失常。扩张型心肌病常伴有多种心律失常，以异位心律和传导阻滞为主。异位心律可来自心房、房室交界区或心室，由期前收缩逐步演变为心动过速，以至扑动和颤动。扩张型心肌病的患者容易发生束支折返性室性心动过速，由左、右束支和室间隔形成电传导的环路，表现为单一形态的室性心动过速，这种室性心动过速可以通过射频消融治愈。亦可为窦房病变、房室交界性逸搏或室性自主心律，一度至三度房室传导阻滞均可发生。室内传导阻滞亦常见，左、右束支或左束支的分支阻滞均可出现。

（陆传新）

右心室发育不全会引起心律失常吗？

致心律失常性右室心肌病是一种原因不明的心肌疾病，病变主要累及右室，以右室心肌不同程度地被脂肪或纤维组织所代替为特征，也可累及左室，是一种进展性心肌病。临床主要表现为室性心律失常或心功能衰竭，但亦可无症状。室性心律失常是致心律失常性右室心肌病最常见的表现，以反复发作持续或非持续性室性心动过速为特征，表现为室性期前收缩、室性心动过速，甚至出现心室颤动。对有自发性室性心动过速史的患者，大多数程序电刺激可诱发单形性或多形性持续性室性心动过速，呈左束支阻滞图形，部分可见破碎电位及心室晚电位。情绪激动、劳累及感染等应激可诱发室性期前收缩、室性心动过速，非室性心动过速发作期，患者可出现进行性心慌、胸闷、呼吸困难和晕厥等症状。

（李松华）

病毒性心肌炎常引起哪些心律失常？

病毒性心肌炎是一种由病毒感染引起的心肌局灶性或弥漫性的急性或

慢性炎症性病变。病毒性心肌炎在临床上常易引起心律失常，而心律失常是造成猝死的重要原因之一。病毒性心肌炎可出现的心律失常包括缓慢性心律失常，如窦性停搏、窦房传导阻滞、房室传导阻滞及束支传导阻滞；快速性心律失常，如窦性心动过速，房性或交界性心动过速，多源、成对室性期前收缩，阵发性或非阵发性室性心动过速，心房或心室扑动或颤动。

（李松华）

风湿性心脏病时常见的心律失常有哪些？

风湿热累及到心脏所致的心脏疾病称之为风湿性心脏病，包括风湿性心肌炎、心包炎和心内膜炎。心脏病的最主要表现：心脏扩大，心尖部及主动脉瓣区可有 II 级以上收缩期杂音，与体温不成比例的窦性心动过速、第一心音减弱、胎心律、舒张期奔马律。出现的心律失常，以窦性心动过速、期前收缩及一度房室传导阻滞多见，严重者可出现房扑、房颤、二度以上房室传导阻滞及室性心动过速。

（李松华）

高血压会引起心律失常吗？

当高血压患者出现心脏组织重构，造成心脏结构异常、功能障碍和心肌缺血时，往往出现心肌细胞膜电位异常和心肌代谢障碍，心脏会出现各种异位节律和传导异常，从而引发高血压性心律失常。高血压性心律失常主要表现为房性期前收缩、室性期前收缩、房性心动过速、心房颤动、室性心动过速、束支传导阻滞及室内传导阻滞等，并可伴有左心室肥厚。高血压性心律失常发生的机制主要包括：①早期，β 受体功能亢进，交感神经活性增强，肾素–血管紧张素–醛固酮系统激活。②中、晚期，左心室肥厚引起心肌缺血，心肌纤维化，成纤维细胞增殖，胶原合成增多，同时冠脉储备能力下降、灌注调节能力下降及微血管病变。心脏组织重构进而影响心电重构，左心室肥厚引起心肌电生理异常，使心室局灶性兴奋性升高，束支及室内传导减慢甚至阻滞，室颤阈值降低，跨膜动作电位时间变化。

（李松华）

冠心病与期前收缩的关系如何？

冠心病患者由于冠状动脉狭窄或堵塞，造成局灶性心肌缺血或坏死，这为产生心脏异位兴奋灶和折返环提供了病理基础，从而在劳累、激动、寒冷等心肌耗氧增加情况下容易诱发出室性期前收缩，甚至是成对室性期前收缩、短阵性室性心动过速。室性期前收缩可以是良性的，也可以是恶性的。良性的一般不需特别治疗，也不会有不良后果，而恶性的就不一样了，可以很严重，有时甚至会导致死亡，所以又叫致死性期前收缩，应当积极治疗。老年人新出现室性期前收缩，多为冠心病引起，应当引起重视，室性期前收缩往往提示冠心病的严重程度，有可能发展为更加严重的心律失常——室性心动过速和心室颤动。要想知道期前收缩的原因是什么以及期前收缩是良性的还是恶性的，应及时到医院进行检查。

（李松华）

急性心肌梗死引起心律失常的机制是什么？

从发病机制上可将急性心肌梗死引起的心律失常分为两大类：①缺血性损伤，指由于冠脉堵塞造成心肌缺血、损伤和坏死，心肌损伤、坏死产生的代谢产物的聚集造成患者全身和心脏一系列的生理紊乱和病理变化，并由此引发的心律失常。②再灌注损伤，是由于患者接受冠脉再灌注治疗，比如药物溶栓治疗或球囊扩张并植入冠脉内支架，还有少数患者阻塞的冠状动脉发生自行再通时，如自发性溶栓或冠脉痉挛的缓解等，心脏局部的缺血损伤心肌重新得到血供，心肌再灌注损伤促发了心律失常的发生。

（李松华）

急性心肌梗死引起心律失常的类型有哪些？

急性心肌梗死由于缺血性心电不稳定可出现室性期前收缩、室性心动过速（室速）、心室颤动（室颤）或加速性心室自主心律；由于泵衰竭或过度交感兴奋可引起窦性心动过速（窦速）、房性期前收缩、心房颤动（房颤）、心房扑动（房扑）或室上性心动过速；由于缺血或自主神经反射可引起缓慢性心律失常（如窦性心动过缓、房室传导阻滞）。一般而言，前壁心肌梗死出现期前收缩和快速性心律失常多见，而下壁心肌梗死时容易发生缓慢性心律失常。

（李松华）

风湿性心脏病二尖瓣狭窄患者为何容易发生房颤？

风湿性心脏病（简称：风心病）患者，风湿活动可导致心房肌发生病理改变。光镜观察显示，风心病二尖瓣手术患者的左房心肌皆有不同程度的严重纤维化，同时心房肌常有肥厚，细胞大小变化也较大。电镜检查显示，心肌细胞有严重的变性，肌原纤维排列不规则。纤维化程度越明显，心肌细胞的变性越严重。左房大小与房颤的发生显著相关，左房内径≥4.5cm可作为房颤发生的临界值。由于风湿性心脏瓣膜病变使患者二尖瓣出现狭窄，左心房收缩时长期的压力负荷增加，造成左心房的逐渐扩大，而房颤则正是心肌纤维化和心房扩大的一种继发性表现。心脏电生理研究显示，心房前、后负荷的改变可影响心脏电生理指标（动作电位时程、兴奋性、不应期）及诱发心律失常，即收缩-兴奋耦联或机械-电反馈。可见，风湿性心脏病二尖瓣狭窄血流动力学状态改变以及二尖瓣反流、三尖瓣反流的增多，使患者心房及心室容积和压力负荷增加，造成心房扩大的组织重构，心房肌肥大、纤维化的增加导致心房的电重构，使心房的电诱发性增加，从而触发和维持房颤的发生。

（李松华）

心力衰竭时为什么容易发生心律失常？

心力衰竭患者常出现各种类型的心律失常，其诱发心律失常的机制目前认为与以下因素有关。

（1）血流动力学异常：心脏机械力学的变化有潜在致心律失常的作用，现认为短暂性室壁张力增高可以通过自动除极或触发活动促发室性心律失常，持久性心室扩张可以通过有效不应期缩短和复极的不均一诱发折返性室性心律失常。

（2）受体功能异常：它是引起心律失常的重要中介因素。受体通过调节各种离子通道（钠、钾、钙、氯通道）改变细胞内外离子浓度，影响细胞电活动，易致传导性改变或产生后除极而诱发各种心律失常。

（3）心肌细胞膜钾通道下调：心衰时钾通道下调可引起复极异常，从而增加心衰时的心电活动不稳定性。

（4）心肌细胞间隔微小纤维化：心衰时，由于心肌缺血、激素水平改变及炎性反应等原因，心室肌细胞间出现微小纤维化，这有利于兴奋在心肌细胞间横向传导的电负荷增加，可引起传导延缓和单向阻滞，从而诱发折返性心律失常。

（5）细胞电生理异常："电重构"现象，即快速心房起搏或短阵心房颤动可引起心房有效不应期逐渐缩短，这种心房有效不应期缩短反过来可以诱发心房颤动，或使原有的短阵心房颤动转变为持续性心房颤动。

（李松华）

甲状腺功能亢进症引起的心律失常有哪些？

甲状腺功能亢进症患者的心律失常，多表现为窦性心律不齐、窦性心动过速、期前收缩、心房颤动等；如出现了甲状腺功能亢进症性心脏病，患者还可出现阵发性或持续性心房颤动、房性期前收缩、房性心动过速、心房扑动以及房室传导阻滞等心律失常。出现这些心律失常时，患者可出现心慌、胸闷、气短等症状，心率增快至90~120次/分，尤以睡眠时心率不减慢为其特点。

（李松华）

贫血引起心律失常的机制是什么？

贫血时可发生多种心律失常如窦性心动过速、窦性心律不齐、期前收缩、房颤等。心电图上还可出现ST段降低和T波低平或倒置等变化。

心脏的一个主要功能是将肺吸入的氧气通过血液输送到全身，当身体发生贫血时，红细胞数量明显下降，血液中的氧也就明显减少，这时心脏一方面通过增加收缩力增加血液的循环，另一方通过加快心跳增加血液循环，从而出现窦性心动过速，强烈的心脏搏动使循环时间缩短、心排血量增加等。因为心脏工作也需要养分，因此贫血对心脏本身也会产生损害，尤其是本身就有心脏病的患者，长期会引发心肌肥厚、左心室扩大、心力衰竭、心绞痛以及各种心律失常等。

打个比方，心脏就像一个负责给城市供应物质的运输站，通过一辆一辆卡车将生活用品等源源不断地运到各个单位和家庭，才能保证生活的顺利进行。当车辆由于某些原因减少时（相当于贫血时），为保证供应，运输站只能超负荷工作，即让每辆车多拉一些（相当于增加收缩力），跑快一些（相当于心跳加快），但如果这种状态长期维持下去，运输站就会垮掉，自身也会发生严重问题（相当于贫血对心脏本身也会产生损害）。

（郭志福）

缺氧会引起心律失常吗？

机体在缺氧和二氧化碳蓄积的状态下可使血液儿茶酚胺分泌、释放增加，心脏的自律性和应激性增加，传导性增强，异位起搏点兴奋性增高，室颤阈值下降。缺氧使患者呼吸加深加快，胸腔内压力改变明显，跨壁压对心脏的舒缩运动发生影响，增加心脏负担，使心肌自律性、应激性、传导性增强，低钾、酸中毒可通过心脏自律性的增加和传导障碍引起窦性心动过速、房性期前收缩、房性心动过速、房室传导阻滞、室性期前收缩、室性心动过速，甚至室扑、室颤等心律失常的发生。

（李松华）

慢性支气管炎、阻塞性肺气肿时常见的心律失常有哪些？

慢性支气管炎、阻塞性肺气肿时并发心律失常的类型可分为激动起源和激动传导异常，以前者多见。心律失常大多数以室上性心律失常（房性期前收缩、交界性期前收缩、室上性心动过速、房扑、房颤）为主，激动传导异常（如房室传导阻滞、右束支传导阻滞及室内传导阻滞）相对少见。

（李松华）

慢性支气管炎、阻塞性肺气肿时引起心律失常的原因是什么？

慢性支气管炎、阻塞性肺气肿患者引起心律失常的原因有以下几点。

（1）长期反复呼吸道感染：支气管内分泌物增多，显著降低肺通气功能和换气功能，致肺通气及循环功能严重障碍，血液呈高黏、高凝状态，致心肌及传导系统不同程度损害。

（2）低氧高碳酸血症、呼吸性酸中毒、代谢性碱中毒：肺部严重感染，加重肺的通气功能和换气功能，产生低氧血症和高碳酸血症，继而引发肺动脉高压，促进右房压力进一步增高，刺激儿茶酚胺释放增加，作用于心肌及 β 受体，低氧时心肌动作电位异常除极增强，同时促进细胞内钾丢失，提高心肌细胞的兴奋性和自律性而导致房性心律失常。

（3）电解质紊乱：低钠、低氯，特别是低血钾易诱发心律失常。

（4）心功能不全：由于长期慢性缺氧导致心肌损害，其血流动力学障碍及心肌损伤早期主要表现在右心室功能下降，后期可不同程度地累及左心室，引起室性心律失常。

上述各种因素协同时，也影响心脏传导系统而出现传导障碍。

（李松华）

结节病引起心律失常的特点是什么？

结节病是一种多系统、多器官受累的肉芽肿性疾病，常侵犯肺、双侧肺门淋巴结，临床上90%以上有肺的改变，其次是皮肤和眼的病变，浅表淋巴结、肝、脾、肾、骨髓、神经系统、心脏等几乎全身每个器官均可受累。累及心脏时称为结节病性心肌病，可表现为突发的高度房室传导阻滞和室性心动过速，部分患者表现为猝死。检查心电图可出现T波异常和房室传导阻滞，部分患者出现病理性Q波而有可能被误诊为心肌梗死。心脏超声检查常表现为室壁运动异常和室间隔基底部变薄。因此，诊断为结节病的患者，应进行心电图、24小时动态心电图和心脏超声检查以明确有无心脏受累及，必要时还需进行心脏电生理检查。结节病性心肌病患者在使用激素治疗过程中或者稳定期，也可能发生致死性心律失常，最确实的预防方法是植入埋藏式自动心脏复律除颤器（ICD）。

（陆传新）

尿毒症时常见的心律失常有哪些？

低钾血症和高钾血症是尿毒症患者发生心律失常和猝死的常见原因，心律失常的发生率约为50%，常见原因有电解质紊乱、酸碱平衡失调、心衰、严重贫血、低氧血症、低碳酸血症、低血压等。常见的心律失常主要表现为高血钾及低血钾相关的心律失常，表现为心动过缓、房室传导阻滞、期前收缩、室上性心动过速、室性心律失常。室上性心律失常主要表现为心房扑动和心房颤动；频发室性期前收缩患者可引起致命性室性心律失常，如室性心动过速或室颤，是常见的猝死原因。

（李松华）

非心脏手术后常见哪些类型心律失常？

接受心脏手术的患者，因为心脏受手术的打击，手术中和手术后会出现各种心律失常，所以，心脏手术后的患者都要在术后专门的监护室严密监护。所谓非心脏手术，就是对除了心脏以外的其他人体器官进行手术，比如对甲状腺、乳房、肺、食管、胃或肠道的手术，以及脑外科手术、骨科手术、泌尿外科手术、妇产科手术等，都称为非心脏手术。非心脏手术不会直接损伤心脏引起心律失常，但麻醉、手术引起的失血、手术后的疼痛、手术后继发感染以及酸碱与电解质失衡、患者对疾病的顾虑甚至恐惧、休息不好等因素均有可能导致心律失常的发生。非心脏手术后出现的心律失常可表现为窦性心动过速、房性期前收缩、心房颤动、房室传导阻滞、束支传导阻滞、室性期前收缩、室性心动过速，其中以室性心律失常最严重，甚至发生完全性房室传导阻滞或心室颤动，心律失常的种类或严重程度与患者的年龄、是否合并基础心脏疾病、手术的范围与大小、麻醉的方式（全麻或局麻）有关。随着术后恢复，这些心律失常可自行消失。对于原有心脏疾患的患者，手术可能诱发心脏疾病加重，与之相关的心律失常可能就复杂得多，对患者预后影响也较无心脏疾患的患者明显。

（李松华　陆传新）

先天性心脏病介入治疗后可能出现哪些类型心律失常？

先天性心脏病介入治疗术后可发生不同程度和性质的心律失常及心电变化，如窦性心动过缓、频发房性期前收缩、阵发性房性心动过速、频发室性期前收缩、阵发性室性心动过速、一度房室传导阻滞、完全或不完全右束支传导阻滞，甚至出现严重心律失常（如心脏骤停、室颤）导致死亡。各种介入治疗中，以动-静脉瘘及体肺侧支栓塞术中心律失常的发生率最高，多为心电图ST段抬高，图形类似急性心肌梗死表现；其次为房间隔缺损封堵术，以房性心律失常（频发房性期前收缩、房性心动过速、房扑、房颤等）多见；肺动脉瓣球囊扩张术中心律失常的发生率较低，但一旦发生往往多为严重心律失常（包括心脏骤停、室颤等）；动脉导管未闭封堵术中很少发生心律失常及心电图异常。

（李松华）

先天性心脏病外科手术后可能出现哪些类型心律失常？

术后心律失常是先天性心脏病患儿心脏外科手术后患病率与病死率高的主要原因之一。部分心律失常在心脏正常的患者中耐受很好，但在刚接受手术的患者中常可引起血流动力学不稳定。先心病患者如术前已存在由于压力或容量负荷过重而导致的心功能不全，术后特别容易发生节律紊乱。目前已知的与先心病术后即刻心律失常发生有关的因素有心肺旁路，术中对心脏传导系统及心肌的损伤，术后代谢异常、电解质紊乱及外科应激与正性肌力药作用下机体肾上腺素能张力增加。与外科相关的心律失常也可发生在术后晚期，主要与手术切口位置及手术所诱导的血流动力学异常有关。先天性心脏病外科手术后长期出现心律失常，房间隔缺损患者以房性心律失常为主，主要为房扑及房颤；三尖瓣下移畸形患者最常见的心律失常为房室折返性心动过速，其次为房性心动过速、房扑、房颤及室性心动过速；行Fontan手术治疗的患者常见窦房结功能异常，通常是由于手术损伤窦房结或损害窦房结的血液供应所致，10%~15%患者随访中将出现窦性心动过缓和（或）交界性逸搏心律，还可出现快速性房性心律失常；法洛四联症术后发生室性与房性心律失常，如房扑、房颤、持续性心动过速、右室流出道折返性心动过速伴左束支阻滞；大动脉转位出现房性心动过速，房室结折返性心动过速，如房扑、室性心动过速，甚至为室颤与停搏；法洛四联症纠治术及涉及房室结和希氏束附近手术术后可出现交界性异位性心动过速，一般为自限性，通常在术后2~8天自行缓解，但它也是小儿心脏病学中最顽固、对生命威胁最大的快速性心律失常之一。

（李松华）

哪些药物可引起心律失常？

俗话说：是药三分毒。可见我们用药物治病的同时，千万不能忽视药物所产生的副作用，其中一项重要的副作用就是药物诱发的心律失常，以下罗列一些能导致心律失常的常用药物。

（1）抗真菌药及抗生素：①灰黄霉素可引起窦性心动过速。②克霉唑可引起室性期前收缩、阵发性室性心动过速、心室扑动、心室颤动。③两性霉素B可因为静脉注射过快产生心室颤动。④红霉素、喹诺酮抗生素有诱发尖端扭转型室性心动过速的危险。⑤大剂量黄连素静脉注射可致心脏骤停。

（2）抗疟药及抗阿米巴药：①治疗量的氯喹有引起心脏停搏的危险。②吐根碱可引起房性期前收缩、室性期前收缩、阵发性房性心动过速、心房颤动。

（3）防治血吸虫药：①酒石酸锑钾可引起窦性心动过缓、室性期前收缩、阵发性室性心动过速、心室扑动、心室颤动。②美曲膦酯可引起窦性心动过缓、期前收缩。

（4）麻醉用药：①乙醚可因麻醉过量致心脏停搏。②氟烷可引起心动过缓、心律失常。③氯胺酮可引起窦性心动过速。

（5）抗抑郁药：①多塞平（多虑平）可引起窦性心动过速。②阿米替林可引起窦性心动过速。③丙米嗪可引起窦性心动过速。

（6）镇痛药及抗癫痫药：①哌替啶可引起窦性心动过速。②吗啡可因较大剂量致窦性心动过缓。③卡马西平可引起二度Ⅱ型房室传导阻滞。④美沙酮可引起窦性心动过缓。

（7）中枢兴奋药：①咖啡因可引起窦性心动过速；②洛贝林过量可致窦性心动过速。

（8）抗胆碱药及抗震颤麻痹药：①阿托品可引起窦性心动过速、室性期前收缩、室性心动过速及心室颤动。②左旋多巴对少数人可引起心律失常，包括室性期前收缩及阵发性室上性心动过速。

（9）拟肾上腺素药及抗肾上腺素药：①去甲肾上腺素可引起窦性心动过速。②肾上腺素可引起窦性心动过速、期前收缩、室性心动过速、心室颤动。③异丙肾上腺素可引起窦性心动过速、期前收缩、室性心动过速、心室颤动。④酚苄明可引起窦性心动过速。

（10）抗心律失常药：任何抗心律失常药物均有致心律失常作用。

（11）抗高血压药：①肼苯哒嗪可引起窦性心动过速。②甲基多巴可引起窦性心动过缓。③可乐定、β受体阻滞剂、某些钙离子拮抗剂如维拉帕米、地尔硫䓬可引起窦性心动过缓或房室传导阻滞。

（12）抗休克药：多巴胺、多巴酚丁胺可引起室性心律失常。

（13）平喘药：①麻黄素可致窦性心动过速，过量可引起心律失常。②沙丁胺醇较大剂量可致窦性心动过速。③氨茶碱静脉注射可引起窦性心动过速等心律失常。

（14）利尿药：①呋塞米较大剂量注射后可引起低血钾，出现室性期前收缩、室性心动过速及室颤等心律失常，甚至心脏停搏。②氢氯噻嗪可引起单源性及多源性室性期前收缩、室性心动过速。③汞撒利静脉注射可引起心律失常，甚至心室颤动。

（15）抗精神失常药及降血脂药：①吩噻嗪类（氯丙嗪、奋乃静）可引起窦性心动过速、窦性心动过缓、室性期前收缩、交界性期前收缩、室上性心动过速、心房扑动、房室传导阻滞、心室颤动及心脏停搏。②氯贝丁酯可引起房性及室性期前收缩。

（16）激素制剂：①甲状腺制剂可引起窦性心动过速。②地塞米松静脉注射可引起多源性室性期前收缩。③垂体后叶素可致期前收缩、心脏停搏。

（17）盐类、解毒药及维生素：①钙盐静脉注射过快可引起心律失常、心室颤动、心室停搏（停于收缩期）。②二巯基丙醇可引起窦性心动过速。③碘解磷定注射速度过快可引起窦性心动过速。④维生素C，有大量静脉注射而发生心脏停搏的报道。

（李松华）

哪些中药可能引起心律失常？

在临床实践中，中药是我们治病的重要工具之一。中药能治病，但是与西药一样，中药也有毒副作用，有些则可引起心律失常，所以对心脏病患者尤其是老年患者更应谨慎，以免加重病情。现有的研究资料表明下列几类中药可引起心律失常：①六神丸、消炎解毒丸、咽喉丸等，这些药均含有蟾蜍毒素，服用会引起心慌、气急、发绀，心电图显示频发性室性期前收缩、房室传导阻滞和室颤等严重心律紊乱。②大、小活络丹和含川乌、草乌的中成药，其中所含的乌头碱对心脏有毒性，过量或长期服用可诱发室性期前收缩、房颤、心脏停搏等严重心律紊乱表现。此外，云南白药和三七伤药片中含有乌头碱，也对心脏有毒性。③消咳喘是治疗慢性支气管炎的良药，但过量服用会使心肌收缩力减弱、心跳缓慢、传导阻滞和血压下降。④柴胡注射液、人参注射液、鹿茸注射液等，据报道这些药物均曾引起过心动过速或过缓等心律失常。⑤能够引起心律失常的中成药还有野木瓜注射液、一叶碱注射液、紫金龙浸膏片、止痛丹、活络丸、牛黄醒脑片、红花油等。所以，在选用上述药物治疗时要非常慎重，尤其对老年人和心脏病患者更是如此。

（李召峰）

抗心律失常药也会引起心律失常吗？

抗心律失常药的致心律失常作用是指此类药物在给某些患者应用时，

在特定病程中或在特定的临床情况下出现用药前没有的新的心律失常或使原有心律失常恶化。有的抗心律失常药致心律失常作用后果严重，如不及时处理可危及生命，而增加病死率。

根据抗心律失常引起的心律失常类型不同，可分为缓慢性心律失常和快速性心律失常两种临床类型。

（1）缓慢性心律失常：① β 受体阻滞剂、钙拮抗剂（如维拉帕米、地尔硫䓬）、胺碘酮、洋地黄等可抑制窦房结功能，引起窦性心动过缓或窦性静止。② β 受体阻滞剂、钙拮抗剂、Ⅰ 类抗心律失常药物可引起和加重房室传导阻滞。③ Ⅰ 类抗心律失常药物，如奎尼丁、普鲁卡因酰胺、丙吡胺、氟卡尼、恩卡尼等可引起和加重希-浦系统传导阻滞。

（2）快速性心律失常：①许多抗心律失常药物可引起室性期前收缩或使室性期前收缩次数增多。②使室性心动过速发作增加，如洋地黄中毒。③ Ⅰ 类抗心律失常药可引起多形性室性心动过速。④室上性心律失常，以洋地黄中毒最为常见。⑤扭转型室性心动过速：以 ⅠA 类抗心律失常药物和胺碘酮为常见。⑥双向性心动过速：为洋地黄中毒的特有表现。

抗心律失常药致心律失常的治疗，依据临床引起的心律失常的类型不同，处理方法不同。主要有：①如引起的心律失常较原有心律失常加重，即抗心律失常药治疗弊大于利，则应停用有关的抗心律失常药。②对洋地黄中毒者，按洋地黄中毒处理，予苯妥英钠或利多卡因，补钾，或用地高辛抗体治疗。③对缓慢性心律失常，如伴有血流动力学异常，患者有症状的，可给予阿托品或异丙肾上腺素，必要时可临时起搏治疗。④对快速性心律失常、血流动力学不稳定者，可予电复律或电除颤治疗，但洋地黄中毒者，慎用电复律。

（李松华）

引起心脏骤停的常见原因有哪些？

心脏骤停是引起猝死最重要的原因之一，是指由于各种原因导致心脏突然失去有效的舒缩功能，使有效的血液循环突然停止。根据其病因一般分为两类。

（1）心源性心脏骤停：如冠心病、心肌炎、心肌病、心脏瓣膜病、高血压性心脏病、先天性心脏病、遗传性Q-T间期延长、预激综合征等。

（2）非心源性心脏骤停：如严重的电解质紊乱与酸碱平衡失调、各种药物中毒或过敏、触电、雷电击伤、溺水、惊吓等。值得注意的是，约70%的心源性猝死者可追寻到发病诱因，如过度劳累、剧烈活动、情绪过于激动、饱餐、饮酒等。

（李松华）

症状篇

正常人自己能感觉到心跳吗？

正常情况下，很少有人能够直接感觉到自己心脏的跳动，但是通过适当的方式，如触摸动脉搏动、使用电子血压计测血压等，可以间接地感觉到心脏的搏动。在剧烈运动或情绪激动时，由于心跳加快、心脏收缩力增强，大多数人可以感觉到心脏强劲而有力的跳动。另外，在安静的环境下，特别是夜深人静的时候，很多人都有过卧枕难眠的经历，此时侧卧位就可以清晰地"听到"自己的心脏在有规律地跳动，似乎与秒针很合拍，这种感觉因人而异，与颅内血管搏动强弱和个体敏感性差异有关。

（陆传新）

哪些症状可能提示患者有心律失常？

心律失常是心脏跳动的节律和频率异常的总称。心悸是心律失常患者最常见的症状。不论是快速性心律失常还是缓慢性心律失常，心跳的节律或（和）频率发生了明显的改变，患者主观上有"心跳沉重""心脏要跳出喉咙口""心脏停跳""心脏乱跳"等感觉。另外，节律或（和）频率的明显改变可以引起心排血量下降，导致重要脏器如心脏、大脑供血不足，患者可有胸闷、头晕、头胀、疲乏无力等缺血、缺氧症状，严重时甚至可以出现晕厥。因此，上述症状均提示患者可能有心律失常。

（陆传新）

期前收缩的常见症状有哪些？

期前收缩，亦称早搏、期外收缩，是提早出现的异位心搏。按起源部位分为窦性、房性、室性、交界性期前收缩四类。期前收缩是最常见的心律失常，在症状方面具有心律失常所有症状共性，其常见的症状有心悸、胸闷、头晕、乏力等，其中最常见的是心悸。心悸是指患者自觉心跳或心慌，并伴有心前区不适感，这一症状的轻重受心率、节律或心脏收缩强度的影响，同时也取决于患者的敏感性。有些人期前收缩很多，但没有任何感觉；有些人期前收缩不多，但心悸感觉非常明显。不管有无症状，出现期前收缩都应该去医院检查，医生会根据检查结果给予相应的处理。

（陆传新）

心律失常可以出现胸闷、胸痛吗？

心律失常是否出现胸闷、胸痛症状，主要取决于患者是否合并基础心脏病以及心律失常有无引起血流动力学的改变和对心功能的影响程度，如果对于正常的人群仅仅是轻度的窦性心动过缓、窦性心律不齐、偶发的房性期前收缩、一度房室传导阻滞，那么对血流动力学影响极少，很少引起心肌缺血，不会出现胸闷、胸痛症状，也无明显的临床表现，如果合并了冠心病的基础，那么各种心律失常都是可以引起胸闷、胸痛的，而且引起缺血的程度也不一，有研究调查报道，偶发房性期前收缩可使冠状动脉血流量减少5%，偶发室性期前收缩减少12%，频发性的室性期前收缩可减少25%，房性心动过速时冠状动脉血流量减少35%，快速性房颤则可减少40%，室性心动过速时冠状动脉血流量减少60%，心室颤动时冠状动脉血流量可能为零。值得我们注意的是，较严重的心律失常，如病态窦房结综合征、快速性心房颤动、阵发性室上性心动过速、持续性室性心动过速等，不但可以引起心悸、胸闷、头晕、低血压、出汗，严重者可出现晕厥、阿－斯综合征，甚至猝死。

（陈　峰）

室性期前收缩会影响心功能吗？

室性期前收缩是临床上常见的心律失常，可发生于正常健康人群和各种心脏病患者。室性期前收缩的临床症状有很大的变异性，患者可无症状，或仅有轻微胸闷、心悸等不适。对于存在心肌梗死、心肌炎等器质性心脏病的患者，室性期前收缩可能加重原发病的进展。若室性期前收缩呈现多源性、多发性，或触发室性心动过速、室颤等恶性心律失常，心电图存在

R-on-T等表现，则预示着室性期前收缩的危险性高，可严重影响心功能，常致晕厥、黑矇乃至猝死，需要积极预防及治疗。一般认为对于无器质性心脏病的患者，单纯的室性期前收缩没有太大影响，但近年研究发现，一部分长期频发室性期前收缩的患者，最终出现了心脏扩大和心力衰竭等心肌病表现，而通过射频消融治愈室性期前收缩后，心脏扩大和心力衰竭也随之好转，因此认为长期频发室性期前收缩也可能引起心肌病。

（游晓华）

出现期前收缩时自测脉搏有什么表现？

期前收缩时自测脉搏可以有"漏跳"或"停跳"的感觉。其实这种感觉并非心脏真正"漏跳"或"停跳"，而是心脏提前跳动后出现了较长的"代偿"间歇，然后恢复正常的节律继续跳动，这是一种调整和保护机制。

（陆传新）

房颤时自测脉搏为什么感觉强弱不一？

房颤发生时，心房失去规律的收缩和舒张运动，而由无规律的快速颤动所代替，其颤动的频率通常在300~600次/分。由于保护机制的作用，如此快速的心房跳动不可能全部传递到心室，只有其中一部分无规律地下传引起心室跳动，因此此时心室的跳动频率也是不规律的，其跳动频率在60~150次/分不等，一般不会超过180~200次/分。心房的快速颤动和心室的不规律跳动，引起心室舒张期充盈程度不一样，导致每一次心搏排血量不一样，那么心脏收缩时对血管的充盈程度也就不一样，这就很好理解，为什么房颤时自测脉搏有"强弱不一"的感觉。有学者认为，房颤发生时，心排血量下降30%。

（陆传新）

房颤有哪些症状？

房颤发作时的感觉大多是由于心跳过快或不规则引起。常见的不舒服包括心慌、胸闷、乏力等，有的患者还会出现头晕、呼吸困难等不适。自测脉搏忽快忽慢，而且强弱不一。这些症状常常在活动时加重，影响患者的日常活动。阵发性房颤的患者房颤发作时可能会出现小便次数和尿量增多。有的患者在房颤停止时会出现长时间的心跳停止，严重时会晕倒，临床上称为慢—快综合征，属于病态窦房结综合征的一种。也有不少患者房颤时没有异常感觉，在常规体检或做心电图时才发现房颤，这种情况在临床上称为无症状房颤发作，虽然没有症状，但房颤引起脑卒中的风险仍然存在，同样需要用药预防。对于合并有其他心脏病的患者，房颤发作可能诱发或加重相应的症状。例如冠心病患者平时可能无症状，在出现房颤时可出现心绞痛发作。心力衰竭的患者出现房颤时会加重原有的呼吸困难。老年人即使平时身体相对正常，但一旦发生快速房颤，会感觉明显的胸闷、呼吸困难、咳嗽、咳白色的泡沫样痰，不能平卧，坐起反而感觉好些（医学上称为端坐呼吸），出现这些症状提示急性左心衰竭，需要急送医院进行紧急救治。为什么会发生急性左心衰呢？因为老年人的左心室舒张功能衰退，左心室在舒张期的充盈有50%以上需要心房的收缩把左心房的血液挤到左心室。当发生房颤时，心房失去收缩功能，心房收缩对左心室的充盈也随之失去。这样左心室的充盈就会不足，从而导致左心室的排血量下降，发生急性左心功能不全。所以老年人的房颤要尽可能予以适当的治疗，使其恢复成窦性心律。

房颤发作除了引起心慌等不适外，如果不予治疗，长时间的快速心跳可引起心肌收缩无力、心腔扩大。患者出现呼吸困难、不能平卧、下肢水肿等心力衰竭的表现，称为心动过速性心肌病。出现房颤的症状时，应及时就诊，恢复正常心律或者用药物控制心动过速，既能缓解症状、提高生活质量，又能预防房颤导致的心动过速性心肌病。

（黄新苗）

房颤的发作有时间规律吗？

阵发性房颤发作的时间规律各个患者不完全相同，受许多因素的影响。但从总体上看，房颤发作在1天内以早上和晚上发作较多，周六发作少于1周内其他时间，每年的12月份房颤发作最多，所以房颤发作存在一定的时间和季节规律。

房颤发作的另一个时间规律是，开始时是阵发性，每次发作的时间比较短，间隔时间比较长，比如1年才发作1次，但随着时间的推移，发作的频率会增加，也就是说发作的时间间隔会逐渐缩短，由每年发作1次增加到每年发作2次、3次、4次甚至更多，到后来每月发作数次，而每次发作的持续时间则会逐渐延长，最后变成持续性房颤。

（黄新苗）

预激综合征合并房颤时有什么危险？

预激综合征是心脏电传导系统的异常，心房和心室的电传导，除了通过房室结外，还多了一条电通道，称为旁道。由于旁道的传导比房室结快，所以心房的电激动先通过旁道传到心室，即心室比正常人要预先激动，所以称为预激，类似于电路中的短路。一般认为预激综合征的旁道是在心脏胚胎发育过程中形成的，平时只是心电图表现异常，而患者无任何不适。预激综合征的典型表现为突然发作的心慌，心跳快而规则，通常在150次/分以上，终止时也表现为突然转为正常心跳。心脏房室结的作用类似于河流上的大坝，发挥一定的缓冲作用，当上游心房的频率太快时，房室结可以阻挡部分电冲动传导到心室，避免心室过快地搏动。房室结对于过快频率冲动的传导具有递减特性，而旁道没有房室结的递减传导的特点。当发生房颤时，正常情况心房的快速冲动通过房室结后到达心室的频率一般不超过180次/分，预激综合征患者的心房快速冲动可以通过旁道直接传到心室，心室激动可超过200次/分，可能导致室颤而危及生命。

旁道和房室结的不同还表现在对药物的反应上。一些常用于治疗房颤的药物如毛花苷C和维拉帕米等主要的作用是减慢房室结的传导而降低心室的频率，但这些药物对旁道却起加速传导的作用，使心室率更快，因此，预激综合征的患者出现房颤时，不应当使用毛花苷C和维拉帕米等药物，如果出现心室频率过快，引起低血压或室性心动过速、室颤，应及时采用电复律治疗。对于合并房颤的预激综合征患者，应尽早进行射频消融治疗。

（黄新苗）

房颤引起的卒中和其他原因引起的卒中有何不同？

房颤引起的脑卒中比动脉粥样硬化等其他原因引起的脑卒中更严重。供应脑的血管发生动脉粥样硬化是引起缺血性脑卒中最常见的原因，往往是脑子中某一根动脉粥样斑块破裂，血液中流动的血小板在破裂处黏附、聚集，形成血凝块，堵塞脑血管所引起。这种血栓形成往往发生在颅内中小动脉，引起的梗死面积相对较小。房颤时发生的脑卒中是由于在左心房的心耳内形成较大血凝块，脱落后堵塞大的脑动脉所引起，因此，与其他原因导致的脑卒中比较，房颤引起脑卒中的范围更大，死亡率更高，遗留神经功能损害也更严重。由于房颤引起脑卒中具有更高的致死率和致残率，房颤患者使用华法林抗凝预防脑卒中显得尤为重要。多项对照研究证实华法林可以使房颤患者脑卒中的发生率减少60%。

（黄新苗）

心动过速或过缓对血压有何影响？

一般来讲，心动过速或过缓发生时，血压较正常窦性心律情况下偏低，这是因为心动过速时，心脏舒张期充盈不足而每搏排血量下降，心动过缓时，尽管舒张期充盈良好但心率较低，最终结果是心脏每分钟排血量下降，血管充盈相对不足，表现为血压偏低。

（陆传新）

哪些心脏病患者不能耐受心动过速？

下列患者通常情况下不能耐受心动过速：①缺血性心脏病患者，特别是劳累性心绞痛和急性心肌梗死患者，心动过速时心肌耗氧量增加，加重心肌缺血，诱发心绞痛症状。②有症状的心肌桥患者，心动过速时心肌收缩力增强、心肌耗氧量增加，但是增强的心肌收缩加重了对冠状动脉的压迫，心肌缺血明显加重。③肥厚型梗阻性心肌病，心动过速时心肌收缩力增强，进一步加重梗阻程度，心脏排血受阻，造成冠脉循环和体循环缺血。④急性或重度慢性心力衰竭，心动过速时心肌耗氧量增加，加重心衰症状。

（陆传新）

哪些心脏病患者不能耐受心动过缓？

正常心脏功能的发挥必须有一个合适的心率，过快与过慢都不行，都同样影响心脏功能的正常发挥。通常窦性心律在60~100次/分内，稍微超过这个范围还不会对心脏的功能影响太大，但如果严重超过上述范围，比如严重心动过缓时就会影响心脏本身以及全身的血液供应，进而产生各种危害。心力衰竭患者、冠心病心绞痛患者、低血压患者，心动过缓时会诱发心力衰竭和心绞痛的发作，以及头晕、黑矇等。一些心脏疾病本身需要增快心率作为代偿机制，例如心包填塞、缩窄性心包炎和主动脉瓣关闭不全等，此时如果使用美托洛尔等减慢心率的药物，可能导致心功能失代偿而出现严重症状。

（陆传新）

阵发性室上性心动过速的发作有什么特点？

本病特点为突然发作心动过速，患者常描述为一下子出现的心慌，心动过速终止时也表现为突然终止，持续时间数秒至数天不等，大部分患者症状较轻，患者可以感受到快速心跳、心悸、虚弱、头晕和晕厥前状态，心率多为150~280次/分，体检时一般心律绝对规则，第一心音强度一致，但若房性心动过速出现文氏型房室传导时，则可表现为心律不齐。症状的轻重常与心动过速频率的快慢及基础心脏疾病相关，比如频率只有120次/分，患者可能只有心慌的感觉，若心率达到240次/分，则患者可能出现血压下降、手足发凉、冷汗、头晕、晕厥等表现；若患者原有心脏疾病，如伴有心功能不全，则心动过速时可出现急性左心衰，表现为气急、不能平卧，甚至出现低血压、休克，需紧急处理，若冠心病合并心动过速，可出现心绞痛发作，若缺血严重，甚至可出现心内膜下心肌梗死。心电图常表现为窄的QRS波形

（差异传导和旁道前传者以及本身有束支传导阻滞时表现为QRS波增宽），频率规整，若合并有基础心脏疾病，在心电图上也可出现相应表现，如心肌缺血时的ST段压低、陈旧性心肌梗死时的病理性Q波等。

（李召峰　胡建强）

室性心动过速、室颤有哪些临床表现？

室性心动过速是指连续3次或3次以上的室性期前收缩；室颤是心室颤动的简称，指心室失去了节律性收缩，变成一种不规则的细微颤动。

室性心动过速中出现的症状取决于室性心动过速的频率、持续时间、有无潜在的心脏疾病及外周血管疾病及其程度。室性心动过速可表现为短暂的、无症状的、非持续性发作，或呈持续性且血流动力学稳定的发作，这种室性心动过速的速率往往较慢或发生在心脏正常的患者中，患者可有明显的心慌、胸闷、气短、无力等症状，但血压可能在正常范围，也可表现为血流动力学不稳定的发作，除了前面提到的这些症状，由于血压降低或诱发心力衰竭，患者面色苍白、出虚汗、口唇发绀、精神极度疲软、神志恍惚甚至意识模糊，心力衰竭者有明显的呼吸困难、咳嗽、咳泡沫痰，听诊肺部有明显湿啰音等。这种室性心动过速常会转变成心室颤动。某些早期表现为非持续性室性心动过速的患者，后期常会变为持续性发作或心室颤动。一旦发生心室颤动，患者会发生晕厥、意识丧失、抽搐、呼吸停止，如不及时处理患者最终死亡。血压测不到、心音通常也听不见，心电图开始可看到心室颤动波，最终心脏电活动完全消失，心电图呈一条直线。

半数以上有症状接收治疗的室性心动过速患者有冠心病，其次为心肌病，较少见的病因有原发性心电异常、二尖瓣脱垂、瓣膜性心脏病、先天性心脏病和其他各种原因。心室颤动可见于各种临床状况下，最常见于冠心病和疾病终末期。

绝大多数室性心动过速和室颤发生在器质性心脏病的基础上，室性心动过速、室颤的发生使得血液不能有效地排出，造成循环的衰竭，易引起心脏性猝死、休克和心力衰竭，预后严重，如果不及时纠正，就会危及患者生命。心动过速、室颤多数需要电除颤才能恢复。

（陆传新　郑　兴）

心动过速性心肌病有哪些临床表现？

因持续性心动过速引起的心脏扩大、心功能不全或心力衰竭称之为心动过速性心肌病。心动过速性心肌病可产生于各种快速性心律失常，包括室上性心动过速如房性心动过速、心房扑动、心房颤动、房室结内和房室旁道折返性心动过速，可发生在任何年龄以及正常和异常的心脏，心动过速发作的时间和频率影响本病的发生。本病通常有室性心动过速所致的症状，如心悸、胸闷、晕厥等，严重者可导致心功能不全、心源性休克或死亡。部分患者亦无明显血流动力学改变。心动过速性心肌病的临床表现无特异性，原来心脏正常者对慢性心动过速耐受性较好可无症状，相反，原有器质性心脏病者易产生症状，求医较早，故发生心动过速性心肌病时间不同，可以发现心动过速后的几周到20年不等。心律失常控制或终止后心功能恢复程度亦不同，可以是完全性、部分或不能恢复，这是因为心动过速时间长短不同产生心肌损害程度也不一样，且与基础心脏情况有关。

（陆传新）

病态窦房结综合征有哪些临床表现？

病态窦房结综合征简称病窦综合征，临床表现可以多种多样，最主要的表现有头晕，一过性眼睛发黑、看不见东西（黑矇），突然失去知觉、跌倒在地（晕厥），这往往是患者就诊最常见的原因。这些症状主要是由严重的心动过缓或窦性停搏时间过长所引起。晕厥则是病窦综合征最严重的症状。有些患者不发病时心率并不太慢，但因为有阵发性心动过速，在心动过速突然停止时，窦房结由于受到快速心律的超速抑制而恢复时间延长，造成心搏停止时间过长而导致晕厥。当然不是所有的病窦综合征患者都会发生晕厥，有些表现为黑矇，就是一过性眼前发黑，这种情况也是由心搏停止造成，只是心搏停止的时间相对较短。病窦综合征的患者会有心跳重、漏跳等感觉，医学上称为心悸。正常人是感觉不到自己的心脏在跳动，除了快速跑步或情绪激动或饮酒以后。理论上心动过缓、心动过速和心律不齐都会引起心悸，对病窦综合征患者来说，心悸往往由快速性心律失常造成。这种患者缓慢性心律失常和快速性心律失常交替出现，医学上称为慢-快综合征。病窦综合征患者感到心悸往往提示存在慢-快综合征。有些病窦综合征患者主诉疲乏无力、胸闷、胸痛等症状，一般是由于心力衰竭或心排血量减少所引起。当然，有些病窦综合征患者可以无明显的不适症状。

（郑 兴）

房室传导阻滞有哪些症状？

房室传导阻滞根据阻滞程度可分为一度、二度、三度。一度房室传导阻滞只是房室传导时间延长（超过0.21秒），正常人是0.12~0.20秒，所以患者是没有任何症状的。二度房室传导阻滞是指兴奋经心房、房室结、希氏束传导到心室的过程中既有传导时间延迟，又有兴奋传导的暂时中断。二度房室传导阻滞分莫氏Ⅰ型和Ⅱ型，前者又称为文氏型，P-R间期逐渐延长，R-R间期逐渐缩短，直至P波不能下传，QRS波脱落，即心脏漏跳1次。莫氏Ⅱ型时心房兴奋向心室传导，成比例或不成比例地中断，P-R间期多正常，也可延长，但基本不变。二度房室传导阻滞因为有心脏漏跳，患者可有心悸的感觉。二度Ⅰ型者因为漏跳大多发生在夜间睡眠中，多数患者无感觉，二度Ⅱ型者因为白天和晚上均可发生漏跳，所以心悸的感觉会比较明显，如果频繁发生漏跳或在心率较慢的情况下发生漏跳，会有头晕、黑矇甚至晕厥。三度房室传导阻滞又称完全性房室传导阻滞，心房的兴奋完全不能下传，形成心房由窦房结控制，心室由阻滞以下的起搏点控制，心房率快于心室率。如果低位起搏点位于希氏束，则频率在40~60次/分之间，患者可无明显症状。如果低位起搏点位于希氏束以下，则频率在20~40次/分之间，患者可有明显的血压下降、头晕、胸闷甚至晕厥。在急性下壁心肌梗死患者和急性病毒性心肌炎患者可有一过性三度房室传导阻滞。在这种情况下，除了心跳慢，还有心肌梗死和心肌炎的相应症状如胸闷、胸痛、气急、低血压等。

（郑 兴）

诊断与鉴别诊断篇

◆ 心律失常可用什么检查确诊?

◆ 医生用听诊器能诊断心律失常吗?

◆ 摸脉搏能发现心律失常吗?

◆ 有心律失常的人为什么一定要做心电图?

◆ 心电图对心脏病的诊断有什么价值?

◆ ……

心律失常可用什么检查确诊？

心律失常的诊断可从两方面分析：一方面是心律失常的种类，如室性期前收缩、房性期前收缩等；另一方面考虑其病因为何，如冠心病或者风湿性心脏病引起的房颤，急性心肌梗死引起的室性心动过速、室颤等。针对这两方面，临床常用的方法有两大类：第一类用于捕捉心律失常，包括无创和有创心脏电生理检查，前者有常规心电图、动态心电图、心电图运动负荷试验、信号平均心电图、心率变异性评定和经食管电生理检查；后者为介入性心脏电生理检查。尽管无创心脏电生理检查在某种程度上对心律失常的诊断、发生机制或预后判断的敏感性和准确性逊于介入性心脏电生理检查，但因其方法简便、可重复进行、患者痛苦少和费用低等特点而被广泛应用。第二类用于了解心律失常的病因及是否有器质性心脏病，包括超声心动图、心电图运动负荷试验、放射性核素显像和冠状动脉造影等。下文重点介绍第一类常用的捕捉心律失常的方法及其适应范围。

（1）常规心电图：心律失常发作时捕捉到的常规心电图是心律失常确诊的重要依据。常规心电图具备12个导联，即6个肢体和6个胸前导联，并且至少3个导联同步和较长的Ⅱ导联记录以避免诊断偏差。近十余年来，室上性心动过速和特发性心动过速的导管射频消融术在我国蓬勃开展，常规心电图对心动过速起源处的判断具有肯定价值，有助于射频消融病例的筛选和初步定位，可节省消融时间。如预激综合征伴有室上性心动过速或心房颤动患者，即使在心动过速间歇期，其具有预激波的心电图对疾病的诊断也很有帮助，因此患者应保存所有的心电图，包括心律失常发作与非发作时的心电图，并在就诊时提供给医生。

（2）动态心电图：动态心电图也称为24小时动态心电图检查，能长时间（一般24小时，长者甚至可达48~72小时）记录心电图，弥补常规心电图记录时间短暂的不足，被广泛用于经常发作的心律失常的诊断及监测疗效。动态心电图在诊断上可捕捉一过性或间歇性心律失常，了解自主神经系统对自发心律失常的影响，了解自觉症状与心律失常的关系；在监测疗效上，可筛选有效的抗心律失常药物，发现药物可能的致心律失常作用和评定植入型起搏器的功能。有的动态心电图还可以分析心率变异性，有助于对某些心脏病如频发室性期前收缩、室性心动过速的预后进行判断；有的能记录12导联心电图，有助于判断心动过速起源点，筛选射频消融病例和发现心肌缺血。但是，对于不经常发作的心律失常，动态心电图有时也难以记录到。

（3）心率变异性评定：心率变异性是评定自主神经系统对心率影响的一种手段。心率变异性增加则反映迷走神经活性增高，降低则表示交感神经活性增强。迷走神经活性增高对心脏有保护作用，反之则可使心室颤动阈值降低，易于发生致命性室性心律失常。因此，评定心率变异性有助于发现心肌梗死、心力衰竭等心脏病日后发生恶性心律失常、猝死的高危患者，判断患者的预后及指导选择进一步的预防措施。

（4）信号平均心电图检查：信号平均心电图可在体表记录到标志心室肌内传导延缓所致局部心肌延迟除极的心室晚电位，后者的存在为折返形成提供了有利基础，因而心室晚电位阳性的患者，其室性心动过速、心室颤动和猝死发生的危险性相应增高。当前国际上已把心室晚电位列为心肌梗死后疑有致心律失常性右心室发育不良和心肌病患者的常规检查之一，用于判断预后。

（5）心电图运动负荷试验：运动试验可在心律失常发作间歇时诱发心律失常，有助于某些间歇发作心律失常的诊断。对于无器质性心脏病患者，运动诱发室上性或室性心律失常率仅为2%~5%，其诱发的室性期前收缩不能预测疾病的预后；然而对于冠心病患者，运动诱发的室性心律失常率则高达10%~27%。对于器质性心脏病（除了冠心病外，还有心肌病、二尖瓣脱垂等）有持续性室性心动过速或心室颤动史患者，经抗心律失常药物治疗后，可应用运动试验评定药物疗效。

（6）经食管心脏电生理检查：经食管心脏电生理检查是近年来发展起来的一项无创性诊断技术，虽然其对心律失常的诊断、发生机制的推断不如心腔内电生理检查，但因其方法简便、实用安全及费用低廉等优点而被无介入性心脏电生理检查设备的基层医院广泛应用。常用于测定窦房结功能、房室传导功能，检测房室结双径路或旁路，诱发和终止阵发性室上性心动过速，或终止室性心动过速。

（7）介入性心脏电生理检查：介入性心脏电生理检查对心律失常的

诊断、发生机制的推断或预后判断的敏感性和准确性最高，但因其费用高、有创性及少部分患者可能存在并发症等，而仅在非介入性检查无法明确诊断，或准备进行射频消融，或在严重心律失常的诊断、预后和疗效的判断上应用。其并发症发生率低，包括严重出血、血栓形成、静脉炎和心律失常等。

（林　飞）

医生用听诊器能诊断心律失常吗？

我们很多人都非常熟悉听诊器，它是法国巴黎医学院雷内克教授在1818年发明的。到目前为止，听诊器仍是医生诊断疾病的主要工具之一，医生们利用听诊器可以对下列心律失常作出诊断：①窦性心律不齐、窦性心动过速、窦性心动过缓。②期前收缩。有经验的医生根据患者期前收缩的心音强弱及其后的间歇时间的长短，来判定期前收缩是房性或是室性。③心房颤动和心房扑动。根据心音强弱不一、节律绝对不齐可以诊断房颤，即使心率较快，医生也会听出是心房颤动而不是单纯心动过速。但是，利用听诊器判断心律失常仍有它的局限性，在临床上有些心律失常是无法用听诊器发现的，如预激综合征、一度房室传导阻滞、室内传导阻滞等。对于期前收缩，用听诊器也很难诊断期前收缩起源何处，是房性期前收缩、室性期前收缩，还是房室交界性期前收缩。尽管如此，听诊器仍是医生诊断心律失常较常用的手段之一。

（林　飞）

摸脉搏能发现心律失常吗？

摸脉搏能发现部分心律失常。通过脉搏的监测我们可以发现以下改变。

（1）频率异常：①脉率增快：成人脉率在100次/分以上，常见于运动、情绪激动、发热、贫血、冠心病、甲状腺功能亢进症、大出血等。②脉率减慢：成人脉搏在60次/分以下，常见于房室传导阻滞、颅内压增高等；也可以见于正常人，如运动员等。

（2）节律异常：①间歇脉：在一系列正常均匀的脉搏中出现一次提前而较弱的搏动，其后有一较正常延长的间歇，称为间歇脉。②二联律、三联律：每隔1个或2个正常搏动后出现1次期前收缩，前者称二联律，后者称三联律。多见于心脏病患者或洋地黄中毒者。正常人在过度疲劳、精神兴奋、体位改变时偶尔也会出现间歇脉。③脉搏短绌：在单位时间内脉率少于心率，快慢不一，强弱不等，极不规则。见于心房颤动的患者。

（3）强弱的改变：①洪脉：当心排血量增加、外周阻力小、动脉充盈度和脉压较大时，脉搏强大有力，称洪脉，见于高热、甲状腺功能亢进患者。②丝脉：当心排血量减少、动脉充盈度降低时，脉搏细弱无力，称丝脉，见于心功能不全、大出血、休克等患者。③交替脉：为一种节律正常而交替出现的一强一弱的脉搏，以坐位时明显，这是心脏的收缩按一强一弱交替出现的结果。它的出现常表示有心肌损害、左心功能不全，可见于严重高血压和冠心病、扩张型心肌病等。④脉微欲绝：即脉搏十分微弱，如大出血、病情危重时。

（4）动脉管壁弹性的异常：动脉硬化时管壁变硬失去弹性，呈纡曲状，诊脉时有紧张条索感，如按在琴弦上。常见于动脉硬化患者。

此外，高热患者体温每升高1℃，脉搏可增加10次左右。如体温很高，脉搏却不快或增快很少，当注意检查是否患了伤寒。

（林　飞）

有心律失常的人为什么一定要做心电图？

通过心电图检查就能识别心律失常的性质和类型，而医生用听诊器只能发现这个患者的心跳是否规则，具体是哪种类型是无法鉴别的。比如期前收缩，听诊时可听到提前出现的心音，但到底是房性期前收缩、交界性期前收缩还是室性期前收缩，听诊是很难区分的，只能依靠心电图帮助明确诊断。还有，当听诊听到患者的心跳加快在150次/分左右又比较规则，我们也无法区分这是窦性心动过速、室上性心动过速还是室性心动过速，这也需要心电图帮助我们进行鉴别。同样，当我们听到某一患者的心跳只有40次/分而且规则，光凭听诊也较难区别是窦性心动过缓还是三度房室传导阻滞，心电图能清楚地区分两者。所以，心电图是诊断心律失常最常用、最方便、最准确又比较廉价的诊断工具。当医生提出需要做心电图时，患者一定要积极配合。

（陈　峰　郑　兴）

心电图对心脏病的诊断有什么价值？

心律失常发作时捕捉到的常规心电图是心律失常确诊的重要依据。近十余年来，室上性心动过速和特发性心动过速的导管射频消融术在我国蓬勃开展，常规心电图对心动过速起源处的判断具有肯定价值，有助于射频消融病例的筛选和初步定位，可节省消融时间，因此患者应保存所有的心电图，包括心律失常发作与非发作时的心电图，并在就诊时提供给医生。

做心电图诊断时需注意以下几点。

（1）心电图诊断：很多心电图从其他心电图的角度来看虽属异常，但未必有临床心脏器质性改变，此时可直接写出其心电图诊断，如偶发室性期前收缩、低电压、非特异性ST段、T波改变等，以便临床医师结合临床表现判断是否有病理意义。

（2）符合临床诊断：对一些综合性心电图改变能与临床诊断相符合者应加以说明。

（3）综合临床诊断：心电图诊断必须密切结合临床资料，特别是有的心电图本身无特异性者需要结合临床资料。此外，药物与电解质紊乱对心肌的损害也必须结合临床资料加以判断。

（4）追踪观察心电图改变：例如急性心肌梗死的心电图必须反复进行心电图检查方可确诊，有时需参考过去的心电图。

（林　飞）

正常心电图有哪些表现？

常见心电图各波段的正常值及意义如下。

（1）P波：呈钝圆形，可有轻微切迹。P波宽度不超过0.11秒，振幅不超过0.25mV。P波方向在Ⅰ、Ⅱ、aVF、V$_{4\sim6}$导联直立，aVR导联倒置，在Ⅲ、aVL、V$_1$~V$_3$导联可直立、倒置或双向。P波的振幅和宽度超过上述范围即为异常，常表示心房肥大。P波在aVR导联直立，Ⅱ、Ⅲ、aVF导联倒置者称为逆行型P波，表示激动自房室交界区向心房逆行传导，常见于房室交界性心律，这是一种异位心律。

（2）P-R间期：即由P波起点到QRS波群起点间的时间。一般成人P-R间期为0.12~0.20秒。P-R间期随心率与年龄而变化，年龄越大或心率越慢，其P-R间期越长。P-R间期延长常表示激动通过房室交界区的时间延长，说明有房室传导障碍，常见于房室传导阻滞等。

（3）QRS波群：代表两心室除极和最早期复极过程的电位和时间变化。①QRS波群时间：正常成人为0.06~0.10秒，儿童为0.04~0.08秒。V$_1$、V$_2$导联的室壁激动时间小于0.03秒，V$_5$、V$_6$的室壁激动时间小于0.05秒。QRS波群时间或室壁激动时间延长常见于心室肥大或心室内传导阻滞等。②QRS波群振幅：加压单极肢体导联aVL导联R波不超过1.2mV，aVF导联R波不超过2.0mV，如超过此值，可能为左室肥大。aVR导联R波不应超过0.5mV，超过此值，可能为右室肥大。如果6个肢体导联每个QRS波群电压（R+S或Q+R的算术和）均小于0.5mV或每个心前导联QRS电压的算术和均不超过0.8mV称为低电压，见于肺气肿、心包积液、全身浮肿、黏液性水肿、心肌损害，但亦见于极少数的正常人等。个别导联QRS波群振幅很小，并无意义。心前导联：V$_1$、V$_2$导联呈rS型、R/S<1，RV$_1$一般不超过1.0mV。V$_5$、V$_6$导联主波向上，呈qR、qRS、Rs或R型，R波不超过2.5mV，R/S>1。在V$_3$导联，R波同S波的振幅大致相等。正常人，自V$_1$~V$_5$，R波逐渐增高，S波逐渐减小。

（4）Q波：除aVR导联可呈QS或Qr型外，其他导联Q波的振幅不得超过同导联R波的1/4，时间不超过0.04秒，而且无切迹。正常V$_1$、V$_2$导联不应有Q波，但可呈QS波型。超过正常范围的Q波称为异常Q波，常见于心肌梗死、肥厚型心肌病等。

（5）ST段：自QRS波群的终点（J点）至T波起点的一段水平线称为ST段。正常任一导联ST段向下偏移都不应超过0.05mV。超过正常范围的ST段下移常见于心肌缺血或劳损。正常ST段向上偏移，在肢体导联及心前

导联 V_4~V_6 不应超过 0.1mV，心前导联 V_1~V_3 不超过 0.3mV，ST 段上移超过正常范围多见于急性心肌梗死、急性心包炎等。

（6）T 波：T 波钝圆，占时较长，从基线开始缓慢上升，然后较快下降，形成前肢较长、后肢较短的波形。T 波方向常和 QRS 波群的主波方向一致。在 Ⅰ、Ⅱ、V_4~V_6 导联直立，aVR 导联倒置。其他导联可直立、双向或倒置。如果 V_1 直立，V_3 不能倒置。在以 R 波为主导联中，T 波的振幅不应低于同导联 R 波的 1/10，心前导联的 T 波可高达 1.2~1.5mV。在 QRS 波群主波向上的导联中，T 波低平或倒置，常见于心肌缺血、低血钾等。

（7）Q-T 间期：Q-T 间期同心率有密切关系。心率越快，Q-T 间期越短；反之，则越长。一般心率 70 次 / 分左右时，Q-T 间期约为 0.40 秒。一般可查表。凡 Q-T 间期超过正常最高值 0.03 秒以上者称显著延长，不到 0.03 秒者称轻度延长。Q-T 间期延长见于心动过缓、心肌损害、心脏肥大、心力衰竭、低血钙、低血钾、冠心病、Q-T 间期延长综合征、药物作用等。Q-T 间期缩短见于高血钙、洋地黄作用、应用肾上腺素等。

（8）U 波：振幅很小，在心前导联特别是 V_3 较清楚，可高达 0.2~0.3mV。U 波明显增高常见于血钾过低、服用奎尼丁等。U 波倒置见于冠心病或运动试验时；U 波增大时常伴有心室肌应激性增高，易诱发室性心律失常。

（林　飞）

什么情况下需要做心电图？

（1）识别心律不齐的性质：医生用听诊器听心脏或摸脉搏，只能发现心律不规则，但究竟属哪种性质的疾病只能依靠心电图帮助明确诊断。

（2）诊断心房、心室肥大：心电图可以帮助诊断是哪一个（或两个）心房或心室肥大。

（3）诊断心肌梗死的部位及心肌缺血、劳损的程度。

（4）心脏监护：对危重患者进行监护，可以随时发现心脏是否有异常。

（5）了解药物的疗效及对心肌的影响，例如用洋地黄治疗心力衰竭，用各种药物治疗心律失常等，均需定期进行心电图的动态观察。

（6）诊断电解质代谢紊乱：低血钾、高血钾及低血钙等电解质紊乱在心电图上均有特异的改变。

（7）常规体检，如中老年人、绝经期女性、肥胖（尤其是腹型肥胖）、糖尿病、高胆固醇血症、高血压等有心血管危险因素的患者，尽管没有明显不舒服（或一过性不适）的症状，也可以将心电图作为每年体检的常规项目，有助于早期发现并及早治疗。

（林　飞）

什么是24小时动态心电图？

常规的心电图一次检查充其量也不过2~3分钟，因此信息量有限。此外，那些有阵发性症状且持续时间比较短的患者，即使发病后及时去医院就诊，但到医院后症状往往已经消失，心电图检查难以提供有用的诊断依据。为解决这一难题，科学家发明了动态心电图。

动态心电图是一种可以长时间连续记录并编集分析人体心脏在活动和安静状态下心电图变化的方法。此技术于1947年由Holter首先应用于监测心脏电活动的研究，所以又称Holter，目前已成为临床心血管领域中非创伤性检查的重要诊断方法之一。与普通心电图相比，动态心电图于24小时内可连续记录多达10万次左右的心电信号，这样可以提高对非持续性心律失常，尤其是对一过性心律失常及短暂的心肌缺血发作的检出率，扩大了心电图临床运用的范围。

（林　飞）

正常人健康体检时需要做动态心电图吗？

这需要具体情况具体分析。对于健康的儿童、青年或中年人，没有胸闷、心悸、心慌、头晕、黑矇、晕厥等症状，一般体格检查，只需要做普通心电图就行。中老年人，没有症状又没有心血管的危险因素，做健康体格检查也没有必要常规做动态心电图，做一份普通心电图就可以。但如中老年人和绝经期妇女有肥胖（尤其是腹型肥胖）、糖尿病、高胆固醇血症、高血压等心血管危险因素，尽管没有明显不舒服（或一过性不适）的症状，做常规的心电图也没有明显异常，但为了明确有没有存在无症状的心律失常如期前收缩、传导阻滞甚至窦性停搏等和短暂无症状心肌缺血，需要做动态心电图。因为普通心电图一次检查充其量也不过10秒钟至多1分钟，信息量有限，难以发现间断发作的心律失常，而动态心电图则能发现这些无症状又是间断发作的心律失常和心肌缺血。

（林　飞）

动态心电图能用来评价抗心律失常药物的疗效吗？

能。对有些心律失常的患者需要用药物进行治疗，对药物治疗的疗效判断，可以根据患者的自觉症状是否好转、医生用听诊器听诊期前收缩是否减少、普通心电图上心律失常是否改善，但这些都不够客观、准确。因为有些心律失常并没有明显的自觉症状，听诊可以数每分钟的期前收缩次数，但期前收缩的分布往往不是每分钟平均分布的，所以医生听诊时的期前收缩数只能代表这1分钟的情况，至于普通心电图与听诊一样，只能发现心电图描记这一小段时间（10秒钟~1分钟左右）的期前收缩情况，目前临床上最常用又无创伤性的检查是动态心电图。动态心电图评价抗心律失常的药物疗效有以下三个方面的内容。

（1）心律失常诊断评价标准：①室性期前收缩>100次/24小时，或5次/小时，说明心脏电活动异常，可结合临床资料判定是否属于病理性。②室性期前收缩按Lown分级≥3级者，即有成对室性期前收缩、多形性室性期前收缩、短阵性室性心动过速、持续性室性心动过速（≥30秒）均有病理意义。③期前收缩>30次/小时为频发。

（2）抗心律失常药物疗效评价标准：采用ESVEN标准，治疗前后自身对照达到下列标准为有效：①室性期前收缩减少≥70%。②成对室性期前收缩减少≥80%。③短阵室性心动过速消失≥90%，15次以上室性心动过速及运动时≥5次的室性心动过速完全消失。

（3）药物致心律失常作用提示：①室性期前收缩增加数倍以上。②出现新的快速性心律失常。③由非持续性室性心动过速转变为持续性室性心动过速。④出现明显的房室阻滞。⑤Q-T间期延长。

（林　飞）

什么是心电监护？

心电监护是监测心脏电活动的一种手段。普通心电图只能简单观察描记心电图当时短暂的心电活动情况，而心电监护则是通过显示屏连续观察心脏电活动情况，是一种无创的监测方法，可适时观察病情，提供可靠且有价值的心电活动指标，并指导实时处理，因此对于有心电活动异常的患者，如急性心肌梗死、各种心律失常等有重要使用价值。

心电监护的适应证：由于普通心电图只能记录某一段短时间内的心电活动，故价值有限，而心脏监护系统可以连续实时观察并分析心脏电活动情况，可以说是心血管病十分有价值的监视病情的手段。①心肺复苏：心肺复苏过程中的心电监护有助于分析心脏骤停的原因和指导治疗（如除颤等）；监测体表心电图可及时发现心律失常；复苏成功后应监测心律、心率变化，直至稳定为止。②心律失常高危患者：许多疾病在疾病发展过程中可以发生致命性心律失常。心电监护是发现严重心律失常、预防猝死和指导治疗的重要方法。③危重症心电监护：急性心肌梗死、心肌炎、心肌病、心力衰竭、心源性休克、严重感染和心脏手术后等应行心电监护。对接受了某些有心肌毒性或影响心脏传导系统药物治疗的患者，亦应进行心电监护。此外，各种危重症伴发缺氧、电解质和酸碱平衡失调（尤其钾、钠、钙、镁）、多系统脏器衰竭更需进行心电监护。④某些诊断、治疗操作：如气管插管、心导管检查、心包穿刺时，均可发生心律失常，导致猝死，必须进行心电监护。

（林 飞）

为什么有些患者需要住到监护病房？

急性心肌梗死患者在发病数日内，因死亡率极高，所以需要住入有持续心电监护的特殊病房即监护病房，进行严密的监护和治疗，该病房除有心电监护、无创和有创的血压监测、除颤器、临时起搏器、气管插管和呼吸机等特殊的设备外，还有训练有素的医师和护士。根据心电图和血压的改变，立即给予确有成效的处理，争取度过死亡率较高的最初数日。在监护病房里能有效发现并及时处理各种心律失常，对期前收缩，不管是房性期前收缩、交界性期前收缩还是室性期前收缩，一般只要密切观察，对短暂性室性心动过速，则一般需要抗心律失常药物治疗。在监护室可以观察药物疗效和可能产生的副作用，尤其是抗心律失常药物的致心律失常作用。住入监护病房，对急性心肌梗死的患者而言，最主要也是最重要的是能及时发现致命性心律失常，及时进行抢救治疗，比如对持续性室性心动过速而且血流动力学不稳定者立即行同步电复律，而对于心室颤动者，则立即行非同步直流电除颤。对严重缓慢性心律失常如窦性停搏和三度房室传导阻滞，则需要及时床旁放置临时起搏器。自从有了冠心病监护病房，急性心肌梗死的救治成功率有了很大的提高，主要是减少了因为致命性心律失常所致的死亡。

冠心病患者施行介入治疗，先天性心脏病（房间隔缺损、室间隔缺损等）患者行封堵术，术后也需要在监护室观察几天。因为这些手术操作后有可能发生急性（或亚急性）血栓形成、恶性心律失常、大出血、急性心包填塞、心脏穿孔、封堵器脱落等危重并发症，在监护病房可以早期发现并及时准确地对症处理，挽救生命。

心肺复苏成功的患者也需住入监护室，因为这些患者有可能再次发生致命性的心律失常，在监护室，一旦发现可及时处理，并可大大提高救治的成功率。严重心力衰竭患者，由于循环和心电不稳定，住入监护室有助于观察和处理。

（林 飞 郑 兴）

什么是心电遥测？

心电遥测是监测心脏电活动的一种手段。普通心电图只能简单观察、描记心电图当时短暂的心电活动情况，而心电遥测则是通过显示屏连续观察、监测心脏电活动情况的一种无创的监测方法，可适时观察病情，提供可靠的有价值的心电活动指标，并指导实时处理。患者可在一定范围内活动，心电信号通过无线遥测在监护站记录，可持续监测心率和心律的变化，记录部分可自动或由监护人员控制。可由监护系统按预置数值自动将异常情况报警并记录下来，供专业人员参考分析使用。心电遥测监护范围广，多天线可扩展到整个病区，患者不受电极导线限制，能有一定活动范围；其具有回放性和连续性，可降低临床对心律失常的漏诊率；其实时性，使恶性心律失常得到及时检出并干预，降低心血管事件发生率和猝死率。心电遥测亦有它的局限性，如QRS波形态较常规心电图有差异，对ST-T段的缺血性改变敏感性较差。

（林　飞）

哪些患者需要心电遥测？

下述情况时医生一般会对你进行心电遥测监测：①已有各种心律失常者包括各种快速性心律失常和缓慢性心律失常的患者。②怀疑患者临床症状由阵发性心律失常引起者，为明确患者心律失常发作与临床事件的关系通常需心电遥测，比如晕厥的患者等。③各种心脏手术后，因为很多心脏手术可引起各种心律失常，为及时发现并给予处理可能发生的心律失常，术后医生通常也会给你进行心电遥测。

（林　飞　郭志福）

什么是远程心电图诊断，适用于哪些患者？

远程心电图诊断使患者可随时随地记录心电图信号，并通过普通电话线实时、准确地将数据传输到医疗中心专用计算机中，供医生诊断用。

远程心电图诊断主要适用于：①对急性心肌梗死患者的早期诊断。②对心肌缺血患者的监护。阵发胸痛时立即记录心电图可有助于心绞痛的诊断；定时记录有助于发现症状不典型及无痛性心肌缺血，可指导患者及时含药；经常监护可了解心肌缺血的发作规律、诱因、严重程度与心律失常的关系和药物疗效评价。③对偶发心律失常及心源性晕厥捕捉成功率高于24小时动态心电图及常规心电图。对患有不规律心律失常并伴有临床症状的人群及其他伴有轻微症状或关心自己心脏状况的健康人群同样适用。④用于冠心病、心肌炎、风心病、肺心病、高血压性心脏病、心脏介入治疗、换瓣术及安装心脏起搏器术后随访和出院后监护。⑤对有心脏猝死危险的患者的监护。复杂的室性期前收缩、室性心动过速、室内传导阻滞和束支传导阻滞是增加猝死的独立危险因素，事先发现心律失常，进行有效治疗，可减少猝死的发生。⑥对室颤及伴有晕厥的持续性室性心动过速经抢救生还的患者的监护。因此类患者有较高的复发率，年复发率超过30%。对这类患者进行院外心电监护有很重要的价值。⑦对心脏的保健作用。对于中老年平时无症状者在体力或心理负荷过重时也可能有心脏病意外发生，若用远程心脏监护卡监护可减少心脏病意外的发生。对工作高度紧张人群（企业高层人士、高科技工作者、政府重要公职人员）、无规律的职业人员、从事特殊行业人员（如运动员、空勤人员、公安特警）等人群的保健监测。⑧为远离医院的山区或边远地区的患者和合并骨折、瘫痪的心血管患者提供了方便。⑨便于实现对心脏疾病患者的专家异地会诊。

（林　飞）

什么是植入式心电事件记录仪？

植入式心电事件记录仪是一种比较新的诊断晕厥的检查方法，最适用于发作不频繁的心律失常性晕厥的检查。数个研究结果奠定了其在晕厥诊断中的地位。这种方法较传统24小时动态心电图和电生理检查更能发现晕厥的原因，效价比较高。不明原因的晕厥患者，植入心电事件记录仪1年，90%以上的患者能够获得有助于诊断的信息。

其适应证：①当充分评估后晕厥原因仍不明确，如果心电图或临床表现提示为心律失常性晕厥；或者反复晕厥发作引起摔伤，推荐埋藏植入式心电事件记录仪。②心电图或临床表现提示为心律失常性晕厥的患者，如果心功能正常，可以尽早埋藏植入式心电事件记录仪，不必等到传统检查完成之后。③晕厥原因基本明确或确诊为神经介导性晕厥，频繁发作，或晕厥引起外伤，这些患者植入起搏器之前可通过植入式心电事件记录仪评价缓慢性心律失常对晕厥所起的作用。

（林　飞）

运动试验对心律失常的诊断有何作用？

运动试验可在心律失常发作间歇时诱发心律失常，有助于某些间歇发作心律失常的诊断。运动能诱发各种类型的室上性和室性快速性心律失常，但偶尔也可诱发缓慢性心律失常。大约1/3的正常受试者在运动试验中发生室性期前收缩。室性期前收缩可发生在较快心率时，通常是偶发而且形态一致的期前收缩或成对出现的期前收缩。非持续性室性心动过速（如3~6个期前收缩连续出现）可发生在正常人，特别是老年人中，其发生并不能确立心肌缺血或其他心脏病的存在，或预示心血管疾病的发生率和死亡率增加。室上性期前收缩在运动中较休息时更为常见，且随着年龄的增大发生率增加，其发生并不提示存在器质性心脏病。大约50%冠心病患者在运动试验中发生期前收缩，对于无器质性心脏病患者，运动诱发室上性或室性心律失常率仅为2%~5%，其诱发的室性期前收缩不能预测疾病的预后。对于冠心病患者，运动诱发的室性心律失常率高达10%~27%，对于器质性心脏病（除了冠心病外，还有心肌病、二尖瓣脱垂等）有持续性室性心动过速或心室颤动史患者，经抗心律失常药物治疗后，可应用运动试验评定药物疗效。

（林 飞 郑 兴）

心律失常患者为什么常需要进行心脏超声检查？

部分心律失常由于冠心病、风心病、高血压性心脏病等导致心脏结构和（或）心功能改变引起。对于心脏病患者的早期诊断、治疗决策、评价疗效、指示预后，心脏超声检查有重要的意义。超声心动图测定心功能有很多重要的特点：首先，它是一种无创安全的诊断方法，不需要注射造影剂、核素或其他染料，患者和医生不受放射性物质辐射，方法简便、可多次重复、可在床旁进行；第二，超声成像通过心内的解剖标志定位，即使心腔扩大、先天性畸形或心脏移位引起心脏位置改变，仍可识别成像平面，有利于反复随访；第三，通过多平面、多方位超声成像可对每个心腔检查，完整评价整个心脏的解剖结构和功能；第四，能区别心壁的内外膜和心腔，通过评价室壁的收缩期增厚率和内膜移动幅度，可估计心肌收缩力；最后，应用连续波多普勒可测定心室和心房之间、心室和心室之间、主动脉和肺动脉之间的压差，推算心内压力。

例如：对房颤患者是否合并心脏基础疾病进行评价，了解心脏结构对于临床决策至关重要，因为这直接关系到能否复律成功，以及能否维持窦性心律，发生栓塞的可能性，以及是否需要长期抗凝治疗。此外，经食管超声心动图已被作为决定择期复律时间的工具。研究证实，经食管超声心动图排除左心房血栓后立即复律，可以安全地替代传统的3周抗凝再复律方案，是提高复律效率的有效手段。

（林　飞）

什么是经食管心脏超声，其主要应用于哪些方面？

常规的心脏超声检查是经胸壁超声，超声探头放在心前区的胸壁上，对心脏的各个腔室及各个心脏瓣膜及心室壁的厚度和心包腔进行超声探查，得到的数据经过超声仪内置的计算机自动计算可以得到心脏收缩功能和舒张功能方面的数据。绝大多数的患者接受的都是经胸壁超声心动图检查。经食管超声心动图，顾名思义，是指超声探头经食管放入，在心脏后方的食管内对心脏的解剖结构进行超声探查的一种方法。经食管的超声探头外形与普通胃镜差不多，只是后者的头端是内镜，而前者的头端是超声探头。由于食管位置接近心脏，因此经食管超声心动图提高了许多心脏结构，尤其是后方心内结构，如房间隔、左侧心瓣膜及左侧心腔病变的可视性。此外，探头与心脏距离的缩短，允许探头使用更高的频率，这进一步提高了图像的分辨率。

其临床应用的价值和指征有以下几点。

（1）经胸超声心动图检查显像困难者，如肥胖、肺气肿、胸廓畸形、近期手术或外伤后以及正在使用机械辅助通气的患者。

（2）经胸超声心动图难以显示的部位，如左心耳、上腔静脉、肺静脉、胸降主动脉。对左、右冠状动脉主干的显示，经食管超声心动图优于经胸超声心动图。

（3）经胸超声心动图检查获得信息有限的病种：①主动脉病变。②人工瓣膜功能不全。③天然瓣膜病变。④感染性心内膜炎。⑤心内血栓、肿瘤及异物。⑥房间隔病变。

（4）在外科手术及介入手术中的应用：①术前即刻诊断。②评价即刻手术效果。③术中监测心功能。④指导主动脉钳夹部位，指导术中排气。⑤术后并发症的检测。⑥在介入手术中的应用。

（5）在重症监护中的应用：对于急诊和监护病房的患者，经食管超声心动图有助于尽早明确诊断，评价心功能和血流动力学状态，帮助制定诊疗决策，尤其是对于经胸探查有困难、需辅助呼吸或辅助循环者。

（6）在心外疾病诊断中的应用：经食管超声心动图尚可用于诊断纵隔肿瘤、中央型肺癌、肝静脉及血流异常以及食管本身疾患。

禁忌证：①绝对禁忌证较少，包括：有咽喉和食管梗阻、活动性的上消化道出血、已知或可疑的内脏穿孔、颈椎不稳定。②相对的禁忌证，包括：食管变异或可疑的食管憩室、严重颈关节炎、口咽部的病变、解剖上的变形、重症肌无力。以上病变都可能增加检查难度。③严重的心肺疾患并非经食管超声心动图的禁忌证，但是操作者需特别小心，尽量减少对患者的刺激，特别是怀疑主动脉夹层分离时。呼吸不稳定的患者，检查前可以考虑气管插管辅助通气。低血压的患者不宜接受镇静剂，只能进行局部麻醉。上述患者经食管超声心动图检查困难重重，只有在其他方法无法获得关键信息时才进行经食管超声心动图检查。④由于操作具有创伤性，对于易出血的患者必须小心谨慎。当国际标准比>5或部分凝血酶原时间>100秒时，血小板数量少于 50 000/mm³ 时应延迟检查。⑤食管感染，感染人类免疫缺陷病毒（HIV）并非检查的绝对禁忌，但必须采取通用的预防措施（适用于所有患者），或使用一次性的探头保护鞘。⑥对于非常不合作的患者，由于操作导致并发症的危险很大，需考虑放弃经食管超声心动图。

与经胸超声心动图相比，经食管超声心动图提供了更好的解决方案和更多的组织细节，这使它成为了更有力的诊断工具。但是，它也可以对正常的结构产生误解，如心耳内的小梁可能会被误认为血栓，房间隔的肥厚脂肪可能会被误认为肿块，冠状静脉窦的横断面或斜切面可能会被误认为脓肿腔。在不标准切面上，当主动脉瓣的一个瓣膜被斜切时可能产生主动脉瓣上肿块的假象（其他切面有助于鉴别）。肺可以产生混响伪像，它可能会被错误的诊断为夹层分离的内膜片（存在于非解剖切面，缺乏彩色多普勒和血流的中断，经过正常的解剖结构都有助于诊断伪像）。操作者凭借经验可以很好地减少这些误区，但是即使是最熟练的心脏超声医师，解剖上的变异也可能导致诊断上的困难。

（林　飞）

食管调搏检查是如何进行的？

经食管心脏调搏是一种无创性的临床电生理诊断和治疗技术。它包括经食管心房调搏和经食管心室调搏。

食管和心脏解剖关系密切，都位于纵隔内，心脏在前，食管在后，食管的前壁与左心房后壁紧贴在一起。利用这种解剖关系，应用食管调搏仪，经放置在食管的电板导管，间接刺激心房和心室，同时记录体表心电图，这样便可以对人体心脏各个部位的电生理参数进行测量，揭示心律失常的发生机制，诱发某些不易观察到的心律失常，为体表心电图某些图形的分析、诊断提供确切的依据，并可终止某些类型的快速性心律失常。

食管调搏术适用于：①测定窦房结功能。主要测定窦房结恢复时间、窦房结传导时间、窦房结不应期。②测定全传导系统的不应期。主要测定窦房结、心房、房室结、希-浦系及心室的不应期。③在预激综合征中的应用。可用来测定副束的不应期，制造完全预激图形、诊断隐性预激、多旁道预激、研究预激综合征并发心律失常的机制。④在阵发性室上性心动过速中的应用。研究室上性心动过速的发病机制，诱发和终止室上性心动过速，测定室上性心动过速患者的回声带，有助于室上性心动过速的治疗和预后的估计，也有助于药物治疗效果的客观评价和治疗药物的筛选。⑤研究和诊断某些特殊的生理现象，如隐匿性传导、超常传导、房室结双通道及裂隙现象。⑥药物研究中的应用，可用来研究和评价某种药物对心脏传导系统的影响，从而揭示和解释抗心律失常药物的作用机制。⑦作为临时起搏器，用于三度房室传导阻滞和心跳骤停患者的抢救，也可作为心脏电复律术和外科危重患者手术时的保护措施。

做食管调搏前的准备：①检查前停止使用心脏活性药物（多巴胺、多巴酚丁胺等）3天以上。②检查当日禁用咖啡饮料或油脂食物。

食管调搏术的操作：①用液状石蜡润滑导管前端后从鼻孔插入，到达咽部时，患者可以做深呼吸以抑制恶心反射，并做吞咽动作，使导管一步一步进入食管。②插入导管的深度大约为30~40cm，具体深度因人而异，以某一电极能紧靠左心房为最佳（一般以自身的耳垂到剑突基底部为参考深度）。③将导管尾端电极接心电图机的胸导联，记录P–QRS–T波群，当P为先正后负双向并且振幅最大、QRS呈QR型、T波倒置即是理想的定位标志。④将导管撤离心电图机，与心脏刺激仪接通，调节刺激仪输出脉冲的幅度和频率，使之能完全起搏心脏为止。⑤根据不同的检查目的而设置起搏程序进行起搏，连续显示或记录心电图进行分析以取得诊断结果。

（林　飞）

食管调搏对哪些心律失常有诊断作用？

经食管心脏电生理检查是近年来发展起来的一项无创性诊断技术，虽然其对心律失常的诊断、发生机制的推断明显逊色于介入性心脏电生理检查，但因其方法简便、实用安全及费用低廉等优点而被无介入性心脏电生理检查设备的基层医院广泛应用，可检测和评价某些心律失常，如病态窦房结综合征、心房颤动、预激综合征、房室结双通道以及由此引起的室上性心动过速等，常用于测定窦房结功能、房室传导功能，检测房室结双径路或旁路，诱发和终止阵发性室上性心动过速，或终止室性心动过速。

（1）窦房结功能测定：窦房结恢复时间：成年人>1500毫秒、老年人>1600毫秒为异常。当窦房结恢复时间≥2000毫秒，或继发性窦房结恢复时间延长，或交界区恢复时间>1500毫秒，可诊断病态窦房结综合征。

（2）窦房传导时间测定：窦房结传导时间>120毫秒或房性期前收缩之后造成窦性停搏或代偿间歇显著延长为窦房传导异常，窦房传导时间>160毫秒可诊断为窦房传导阻滞。

（3）房室传导功能检测：房室传导文氏点：正常人≥130次/分、<130次/分提示存在隐性房室传导阻滞或迷走神经张力过高。房室结功能不应期：正

常人≤500毫秒、>550毫秒提示隐性房室传导阻滞或迷走神经张力过高。

（4）诱发和终止阵发性室上性心动过速：经食管心房调搏可诱发阵发性室上性心动过速，检测双径或旁道。寻找室上性心动过速的诱发窗和终止室上性心动过速的发作，后者用于室上性心动过速的急症治疗、药物难治性或药物治疗产生严重副作用的室上性心动过速和在终止心律失常时作为长时间心脏停搏的替代起搏治疗。

（5）鉴别部分宽QRS心动过速：当出现宽QRS心动过速体表心电图不能明确是室上性或室性心动过速时，可通过观察心动过速时房室传导关系及起搏终止心动过速时的情况来进行初步诊断。

（6）心脏负荷试验：食管心房调搏心脏负荷试验适用于年老、体弱、病残或有生理缺陷不能接受运动试验者。阳性标准为：①试验过程中出现心绞痛。②出现缺血性ST段压低>1mm及持续时间>2分钟。

（林　飞）

心脏电生理检查有什么作用？

心脏电生理检查是通过把电极导管送入心腔内特定部位，记录心内心电图，并应用各种特定的电脉冲刺激，用于诊断和研究心律失常的一种方法。对于窦房结、房室结功能评价，预激综合征旁路定位，各种室上性心律失常和室性心律失常机制的研究、诊断及消融治疗，均有重要作用。通过在食管内放置电极进行食管心房调搏，也能进行一些初步的、简单的心脏电生理检查，如评价窦房结、房室结功能，室上性心动过速的诱发与终止等，但准确性不及心腔内电生理检查。

心脏电生理检查主要有以下几方面的作用：①评价窦房结功能，通过电极导管的精确标测可以直接记录窦房结电位。②房室结传导功能的评价，评价有无房室结双径路及房室结折返性心动过速，通过记录希氏束电位，可以判断房室传导阻滞的部位。③通过心房、心室刺激及标测，可以明确室上性心动过速的类型，如房性心动过速、房扑、房室折返性心动过速等，并能明确心动过速发生的部位，如左心房、右心房、肺静脉等。④通过心室刺激及标测，明确室性心动过速的发生部位及机制，为射频消融治疗提供依据。⑤其他如不明原因晕厥的病因诊断，以及筛选抗心律失常药物和拟定最佳治疗方案等。现在心脏电生理检查不仅是一种有价值的诊断方法，而且也可作为一种治疗手段，同射频消融方法（或其他能量的消融）相结合，使心律失常得到根治。

（蔡梅英　胡建强）

心脏电生理检查是怎样进行的？

心脏电生理检查是有创检查，首先需向患者交待手术检查的必要性及风险并签署知情同意书，认真进行术前准备。手术操作过程是：第一，通过经皮血管穿刺方法送入电极导管至心腔内，常用的静脉穿刺部位有左或右股静脉、左或右锁骨下静脉、右颈内静脉，送入电极导管至右心房、希氏束区、右心室，若想把导管送至左心房及肺静脉，还需通过右股静脉进行房间隔穿刺，如果要把导管放置在左心室，则要穿刺股动脉。第二，在X线透视引导下放置心腔内电极导管，导管放置到目标部位后同步记录心电信号，观察心腔内心电激动顺序是否正常。第三，心脏程控刺激：心脏电生理检查中常选择高位右房和右室尖作为心房和心室的刺激部位，特殊情况下可选择心脏任一部位进行刺激。程控刺激的主要目的在于评价心脏起搏和传导系统的电生理特征，诱发和终止心动过速。如果缓慢性心律失常的原因不能明确，为了排除自主神经的影响，需进行药物试验；如果心动过速不能诱发或心动过速机制未能明确，也需进行药物试验，以助明确诊断及确定合理的治疗方案。第四，通过对心电生理资料的分析以确定心动过速的性质和消融靶点的部位，如明确心动过速是房室结折返性心动过速还是房室折返性心动过速，然后确定消融部位，如消融房室结慢径还是消融房室旁道。

（蔡梅英　胡建强）

各种心律失常的心电图有哪些特点？

各种快速性心律失常根据起源部位不同可分为：房性心律失常（包括房性心动过速、心房扑动、心房颤动等）、自主性房室交界性心动过速、房室结折返性心动过速、房室折返性心动过速、室性心动过速。①房性心动过速的心电图特点为：心动过速的 P′ 波是与窦性 P 波不同，P′–R 间期≥0.12 秒，QRS 波基本正常。②心房扑动的心房波表现为锯齿样波形，心房波之间无等电位线，QRS 波可表现整齐或不齐。③心房颤动表现为 P 波消失，代之以大小不等、不规则的小心房波，QRS 波间期绝对不齐。④交界性心律失常的 P 波形态与窦性 P 波相反，在 Ⅱ、Ⅲ、aVF 导联上位于 QRS 波前或后，或位于 QRS 波群中，在心电图中不能见到 P 波，若 P 波位于 QRS 波之前，则 P–R 间期 <0.12 秒，若 P 波位于 QRS 波后，则 R–P 间期 <0.20 秒，QRS 波基本正常。⑤房室结折返性心动过速心电图常表现为窄的正常的QRS 波，P 波常因位于 QRS 波群中而不能找见，或紧接在 QRS 波之后，QRS 波起点与 P 波起点的距离 <0.07 秒。⑥房室折返性心动过速心电图也常表现为窄的正常的 QRS 波，P 波常位于 QRS 波群之后，QRS 波起点与 P 波起点的距离 >0.07 秒，在 V₁ 导联上若逆传 P 波为正向波，提示为左侧旁道，若在 V₁ 导联上逆传 P 波为负向波，则提示为右侧旁道。⑦室上性心律失常若出现差异传导时或原有心电图束支传导阻滞时，可出现 QRS 波宽大畸形，但宽大的 QRS 波一般符合完全性左束支或完全性右束支传导阻滞的特征表现。⑧预激综合征患者伴室上性心律失常，心房激动通过旁道前传时可出现QRS 波宽大畸形，常见的有心房颤动伴预激综合征，表现为不规整的 QRS 波，部分为正常的窄 QRS 波，部分为明显宽大畸形的 QRS 波，部分为形态介于两者之间的融合的 QRS 波。⑨室性心律失常心电图表现为：QRS 波宽大畸形，其前无相关 P 波，可表现为室房分离，QRS 波与 P 波无相关，或可出现窦性夺获，即在一系列宽大畸形的 QRS 波中出现一个提前的窄的 QRS 波，其前可有窦性 P 波；宽大畸形的 QRS 波后 T 波与 QRS 波主波方向相反。

（蔡梅英　胡建强）

如何诊断阵发性室上性心动过速？

阵发性室上性心动过速，简称室上速，是一种常见病、多发病，临床诊断主要根据以下几个方面。

（1）临床表现：阵发性室上性心动过速常表现为突然发生心慌，持续时间各人不等，可持续数十秒至数天，可自行终止或经药物及其他方法处理后终止，具有突然终止的特点。多见于心脏结构正常者，少数患者并发其他心脏病（如先天性心脏病）。

（2）心电图：心电图在阵发性室上性心动过速的诊断中具有极其重要的价值，引起阵发性心慌的原因很多，如窦性心动过速、室性心动过速、心房颤动等，单纯从症状上难以区分，如果在心动过速时记录到心电图，就能使诊断明确，但是有部分阵发性室上性心动过速可伴差异传或经旁道前传，表现为宽QRS波形的心动过速，此时与室性心动过速的鉴别较为困难，为进一步明确诊断，需行心脏电生理检查。

（3）电生理检查：包括食管心房调搏和心内电生理检查，前者只能做一些简单及初步的诊断，后者不仅可以使阵发性室上性心动过速的诊断得到确定，还可以明确室上性心动过速的类型及心动过速的发生机制，如房性心动过速、房室结折返性心动过速、房室折返性心动过速以及少见型的房室结折返性心动过速（如快–慢型或慢–慢型）、慢旁道参与的房室折返性心动过速。

（蔡梅英　胡建强）

持续性室性心动过速和短阵性室性心动过速如何区别？

连续3个或3个以上的室性期前收缩，频率≥100次/分，即可定义为室性心动过速。室性心动过速被认为是一种危险性较大、预后较差而发病率较高的恶性心律失常之一，常规心电图检出率低。随着动态心电图的广泛开展，室性心动过速的检出率得到明显提高。室性心动过速多见于器质性心脏病患者，但有的患者室性心动过速反复发作，临床检查不能肯定有心血管疾病，这样的患者一般预后较好。室性心动过速的频率大多数在150~200次/分，节律大致规则，QRS波宽大畸形。短阵性室性心动过速定义：动态心电图监测中室性心动过速发作持续时间<30秒，并可自行终止。持续性室性心动过速是指室性心动过速发作持续时间≥30秒，或者虽未达到30秒，但出现严重的血流动力学改变，事实上，室性心动过速持续时间达到15秒，一般多将超过30秒。相对于持续性室性心动过速来讲，短阵性室性心动过速是一种比较良性的室性心动过速。

（陆传新）

如何诊断特发性室性心动过速？

特发性室性心动过速是指不伴有明显的器质性心脏病，同时排除了代谢紊乱或电解质异常以及长Q-T间期综合征的室性心动过速。特发性室性心动过速通常表现为阵发性，好发部位在左心室后下部和右心室流出道，虽然左、右心室的其他部位，如游离壁、心尖部也可发生，但相对少见。发生在左心室后下部者多与左后分支有关，故亦称为分支性室性心动过速。分支性室性心动过速是最早被临床认识的特发性室性心动过速，呈右束支阻滞图形，对钙通道阻滞剂维拉帕米敏感，其发生机制可能是左后分支参与的折返，也不排除触发活动。电生理检查时能被心室程序期前刺激或周长递减刺激所诱发，有时心房刺激也能诱发，做食管电生理检查时诱发出左心室后下部特发性室性心动过速的现象并不罕见。右心室流出道室性心动过速呈左束支阻滞图形，目前认为是触发活动引起的自律性升高所致，它能被运动或其他形式的交感神经兴奋所诱发，电生理检查时心室程序期前刺激或周长递减刺激也能诱发。右室流出道室性心动过速能被钙通道阻滞剂、β受体阻滞剂终止。腺苷也能终止右心室流出道室性心动过速，提示环磷酸腺苷（CAMP）可能是发病过程中的细胞内介质。

（陆传新）

如何诊断致心律失常性右室发育不良？

致心律失常性右室发育不良源于某种累及右室壁，使之运动减弱的一种特殊类型的心肌病，在某些患者中具有家族遗传性。致心律失常性右室发育不良可能是貌似正常的儿童或成人发生室性心动过速的重要原因。致心律失常性右室发育不良男性多见，临床上可有心力衰竭或无症状的右心室扩大，超声心动图或心室造影显示右心室扩大，游离壁运动减弱或消失，右室壁变薄及运动异常等，窦性心律时心电图可见完全性或者不完全性右束支传导阻滞，$V_1 \sim V_4$导联T波倒置，约有1/3的患者ST段或QRS终末处可出现切迹（Epsilon波，是Fontaine G在致心律失常性右室发育不良患者的心电图发现并命名的一个小波，该波位于QRS波之后，波幅很低，但能持续几十毫秒，是部分右室心肌细胞除极较晚而形成，其特点为：Epsilon波可以经常规体表心电图，在V₁、V₂导联最清楚，也可能出现在V₃、V₄导联，是紧跟QRS波的一种低幅的棘波或震荡波，在致心律失常性右室发育不良的患者中，约30%可记录到这种波）。致心律失常性右室发育不良最重要和最常见的临床表现是反复发作的单型性持续性室性心动过速，心电图呈左束支阻滞图形、电轴右偏、右胸导联T波倒置等。

（陆传新）

是否可以根据心电图判断室性期前收缩的起源？

根据体表心电图可以初步判断室性期前收缩的起源。

（1）V₁导联看左右：类似右束支阻滞图形提示室性期前收缩来自于左心室，若Ⅰ、aVL导联呈QS波形态，提示起源于左心室侧壁；类似左束支阻滞图形提示室性期前收缩来自于右心室，若Ⅰ、aVL导联呈R波形态，提示起源于右心室侧壁游离壁。

（2）下壁导联看上下：Ⅱ、Ⅲ、aVF导联主波向下提示来自于心室下部，主波向上提示来自于心室上部。

（3）胸前导联看前后：①右心室起源的室性期前收缩如果R波移行在V₂、V₃导联，期前收缩起源于右后间隔部位或近心底部；如果R波移行在V₄、V₅导联，期前收缩起源于右前间隔近心尖部位；如果R波移行在V₅、V₆导联，期前收缩起源于右室心尖部。②左心室起源室性期前收缩如果V₁~V₆导联均主波向上提示期前收缩来自于左心室基底部近二尖瓣环处；如果V₁~V₂导联主波向上，V₅~V₆导联主波向下提示来自于左心室间隔或侧壁近心尖部。③起源于间隔的室性期前收缩因靠近束支系统，QRS波窄，一般都在0.14秒以内，而侧壁起源的室性期前收缩则QRS波较宽，常在0.14秒以上。④起源于主动脉左冠窦和右冠窦的室性期前收缩，心电图表现有其特殊性，起源于左冠窦的室性期前收缩在V₁导联上可表现为rS波形；起源于右冠窦的室性期前收缩可在V₁、V₂导联上，甚至V₃导联上表现为rS波形。

（蔡梅英　胡建强）

室性心动过速的预后如何判断？

室性心动过速的预后判断主要是判断室性心动过速是否能引起猝死或增加死亡率，尽管现在有不少判断室性心动过速预后的手段，包括心室晚电位、心率变异性、Q-T间期离散度、心脏电生理检查等，但是除了心脏电生理检查外，其他检查对预后的判断作用十分有限。室性心动过速的预后大多不佳，主要与心动过速的类型及基础心脏病有关。如心脏结构正常患者的特发性室性心动过速、腺苷敏感性室性心动过速大多预后良好，而多形性室性心动过速、Brugada综合征患者及遗传性室性心动过速患者大多预后较差；伴有器质性心脏病者（如心肌肥厚、心脏扩大等）、冠心病陈旧性心肌梗死或心肌缺血患者、严重心功能不全患者（如左心室射血分数<35%）预后较差。另外，也可根据室性心动过速发作的血流动力学状况来判断预后，室性心动过速发作时无明显的血流动力学障碍，有的患者可持续数小时或数月都无明显的心慌、胸闷等症状，多为特发性室性心动过速或短阵性室性心动过速，预后较好；如果心动过速发作时频率较快且伴有晕厥等现象，即使心脏结构正常，也有较大的危险性。伴有器质性心脏病的患者，室性心动过速发作时常有明显心慌、胸闷等症状，或伴血流动力学异常，有发生心脏性猝死的潜在可能性。伴有严重的器质性心脏病或有明显心功能不全的患者，室性心动过速发作时有明显的临床症状及血流动力学异常，如晕厥、低血压、休克、心衰等，具有发生心脏性猝死的高度危险性。

（蔡梅英　胡建强）

如何根据心电图诊断房室传导阻滞？

房室传导阻滞主要依靠心电图诊断，心电图上有几个波群即P波、QRS波和T波，还有几个间期，P波起始到QRS波起始这一时间段称为P-R间期。P波代表心房的电波，QRS波代表心室的电波，正常情况下窦房结发生的冲动传到心房就产生P波，继续往下传到房室交界区，经过希氏束传导到心室，在心室内的传导产生QRS波。在房室结和希氏束的传导时间正常为0.12~0.20秒。如果在房室结和希氏束的传导时间延长，超过0.21秒，就是一度房室传导阻滞。二度 I 型（莫氏 I 型，或文氏型）房室传导阻滞的心电图表现为 P-R 间距逐渐延长，直至 P 波不能下传，脱落 1 个 QRS 波，接着重复上一个周期，P 波和下传 QRS 波的关系可以用数字表示，如 4 个 P 波只形成 3 个 QRS 波，可用 4∶3 表示。二度 II 型（莫氏 II 型）房室传导阻滞的心电图表现为 P-R 间距正常或延长，但固定不变，出现 QRS 波周期性的脱落，可表现为 3∶2 或 2∶1 下传。前者表示 3 个 P 波只形成 2 个 QRS 波，后者表示 2 个 P 波只形成 1 个 QRS 波。三度房室传导阻滞的心电图表现为 P 波与 QRS 波之间无任何关系，P-P 间距相等，R-R 间距也相等，但 P-P 间距短于 R-R 间距，房室分离。

（郑　兴）

束支传导阻滞对冠心病的心电图诊断有何影响？

心电图是冠心病最常用的检查方法，不同类型的冠心病，其心电图有各自特征。冠心病心肌缺血、损伤和梗死的心电图表现通常为 ST 段、T 波和 QRS 波形的变化。稳定的冠心病患者可有 ST 段压低、T 波低平或倒置等心肌缺血的表现。心绞痛发作时可出现暂时性 ST 段下移，有时出现 T 波倒置。心肌梗死患者，特别是急性心肌梗死患者的心电图的特征性 ST 段抬高和动态改变，心电图对急性心肌梗死的定位诊断也是其他非侵入性检查手段无法取代的。束支阻滞的心电图主要特点是 QRS 时程延长 >0.08 秒和 QRS 波形改变，伴有继发性的 ST-T 改变，T 波方向与 QRS 主波方向相反。因此，冠心病患者合并束支传导阻滞时，常影响对心电图改变的分析。一般完全性右束支传导阻滞的患者，出现心肌梗死时心电图仍会出现特征性的表现，但完全性左束支传导阻滞的患者，出现心肌梗死时心电图改变不明显，此时应结合心肌酶学、肌钙蛋白的检测来确诊，必要时需要借助心脏超声检查。对于以往心电图正常的患者，如果胸痛时伴有新出现完全性左束支阻滞的心电图表现，应该考虑心肌梗死。另外，左后分支阻滞与侧壁心肌梗死的心电图特征相似，应注意鉴别。由于运动试验的结果判断依赖心电图的变化，因此对于存在束支阻滞的患者，运动试验诊断冠心病的价值不大。

（陆传新）

什么是频率依赖性传导阻滞？

该问题较为复杂，简单说来是指心脏发生传导阻滞与否与心率（频率）快慢有关（频率依赖性），即平时不发生传导阻滞，但当心率增块或减慢时，就会发生传导阻滞。因此，频率依赖性传导阻滞又分为快频率依赖性传导阻滞和慢频率依赖性传导阻滞。这些情况可以是生理性的即正常人中也存在，大部分情况下属于病理性的即说明你心脏的传导系统有问题。

快频率依赖性传导阻滞在医学上又称为 3 相阻滞，表现是心率增快时发生心脏传导阻滞，它可发生在任何部位，但较常见于房室结及束支。快频率依赖性传导阻滞可以是生理性的，但很多心律失常都与快频率依赖性传导阻滞有关。慢频率依赖性传导阻滞又称为 4 相阻滞，表现是心率较慢时发生心脏传导阻滞，较为少见，且绝大多数是病理性的。

（郭志福　郑　兴）

什么是干扰性房室脱节？

干扰性房室脱节又叫干扰性房室分离。首先，正常情况下，心跳是由窦房结这一心脏最高指挥部控制的，窦房结产生心跳节律，并一路下传至心房、房室结、心室。其次，心脏的各部位有一个特性，就是在发生一次心跳后的一段时期内，对接踵而来的激动不再发生反应或反应迟缓，这一时间称为不应期（无或低反应期，又称绝对和相对不应期），这种现象便称为干扰。干扰可发生于窦房交界、心房、房室交界区以及心室各不同的部位。干扰是一种生理传导障碍，也是心脏的一个自我保护机制，一般只限于一个或数个心跳。

假若心脏中存在着两个节律点，并行地各自发出激动，在一系列的心搏中产生相互干扰现象，称为干扰性脱节。一般所说的脱节是指房室脱节，或称为房室分离，即窦房结控制心房，房室结或心室异位激动控制心室，两个节律点各自独立，在房室结部位互相干扰，因此所产生的激动互不影响对方的节律。房室脱节可以是完全性的，也可以是不完全性的。完全性指心房的激动全部没能下传到心室，不完全性指个别的心房激动下传到心室,偶尔控制了几次心室搏动。最常见的是窦性心律和交界性心律间发生的分离现象。

干扰性房室脱节的临床意义取决于发生原因和发病机制。引起的原因很多,如窦性心动过缓、迷走神经张力过高、风湿病、冠心病、洋地黄等药物影响等。如发生于窦房结自律性过低,多无重要临床意义;如果房室结的自律性增高,多属异常,见于心肌炎等。

(郭志福　郑　兴)

房颤时如何诊断房室传导阻滞?

心脏房室传导阻滞指的是房室结或者以下的传导系统发生病变,导致心房的电冲动不能正常传导到心室。从心电图上看,如果心房冲动传导到心室的时间超过正常范围,称为一度房室传导阻滞;如果心房冲动不是每次都能传导到心室,称为二度房室传导阻滞;如果心房冲动完全不能传导到心室,称为三度房室传导阻滞,又称完全性房室传导阻滞。房颤时心房的冲动在心电图上只表现为细小的震颤,不能辨别引起心室收缩的冲动是哪个心房冲动传导下来的。房颤患者出现完全性房室传导阻滞时,心房搏动仍为快速而不规则,但心室搏动表现为慢(通常<50次/分)而整齐,此时通过心电图诊断较容易。房颤患者合并一度或二度房室传导阻滞时,心电图诊断较困难,一般认为如果患者出现5秒以上心室停跳,如果排除药物或体内电解质紊乱等可逆性因素,患者存在和心动过缓有关的症状,应考虑安置永久性心脏起搏器。对于阵发性房颤患者,可以进行24小时或更长时间的动态心电图检查,观察房颤停止后的心房到心室的电传导情况,有无一度或二度房室传导阻滞。

(黄新苗)

房颤患者应做哪些检查?

初次诊断为房颤的患者,除了常规心电图外,还应该进行一些其他的辅助检查以明确病因和指导治疗。血液检查包括甲状腺功能检查、凝血功能、肝肾功能和电解质检查。通过心脏超声心动图检查可以了解有无心脏瓣膜病变、心房和心室的大小、心脏的收缩和舒张功能等。检查24小时动态心电图了解平均心率、最快和最慢心率等。有的患者还必须进行经食管心脏超声检查以明确有无左心耳血栓形成。在房颤的治疗过程中，应定期复查心电图和24小时动态心电图，了解治疗效果和有无药物不良反应。对于使用华法林抗凝的患者，必须定期复查血液国际标准化比值（INR）以调整药物剂量，防止药量不足导致抗凝无效或者过量导致出血并发症。使用胺碘酮的患者，还必须定期复查血甲状腺功能、肝功能和胸片以监测药物的不良反应。

（黄新苗）

长Q-T间期综合征的诊断标准是什么？

Q-T间期通常随心率变化，心率快而Q-T间期短，通常用校正的Q-T间期（Q-Tc）来判断Q-T是否延长，正常的Q-Tc≤0.42秒，Q-Tc≥0.45秒表明Q-T间期延长。长Q-T间期综合征包括先天性和获得性，还有学者提出特发性的概念。

晕厥和猝死是长Q-T间期综合征最常见的症状，在青少年时就可以发生，发生的平均年龄为8岁，但也可见于早至刚出生的婴儿、晚至中年人才发病的，男性发病年龄较女性早，女性发病率高于男性。大约有1/3的患者可完全无症状；有些患者在儿童时期出现过一两次晕厥，此后再未出现；有些患者1年之内出现多次晕厥；无晕厥和猝死的家族史并不意味着不发病。长Q-T间期综合征的症状常在体力活动和情绪紧张时出现，但也可发生于睡眠和从睡眠中唤醒时，其触发因素因基因突变类型不同而有所不同。国外有学者研究发现，62%长Q-T间期综合征-1患者的心脏事件发生在运动时，只有3%在睡眠或休息时发病；而长Q-T间期综合征-3患者中39%的心脏事件发生在睡眠或休息时，只有13%发生在运动时；长Q-T间期综合征-2患者心脏事件发生情况介于两者中间，13%在运动时发作，43%在情绪激动或听到铃声时发作。

长Q-T间期综合征的心电图特点：①Q-T间期延长明显超过正常，运动可使Q-T间期进一步延长，每次记录心电图测量的Q-T间期常不相同。②T波常宽大并伴有切迹，也可表现为高尖、双向或宽大倒置的T波，其形态常发生改变。多有异常U波发生，出现T-U融合，使Q-T间期延长更为明显。③室性心律失常，发生晕厥多为室性心动过速、心室颤动或心室停搏所致，情绪激动、劳累易诱发。

（陆传新）

Brugada综合征的诊断标准是什么？

Brugada综合征是引起恶性心律失常、心源性晕厥及猝死的重要原因。患者多为"健康"年轻人，无明确心脏疾病，可突然发生晕厥、室性心动过速、室颤及猝死。Brugada综合征病因不明，一般认为系常染色体控制的遗传性疾病。心室内功能性折返可能是发生室性心动过速、室颤的原因。右束支阻滞（右束支传导阻滞）伴V_1~V_3导联ST段抬高被认为是猝死的高位信号。目前尚无证据表明药物治疗能够预防和降低恶性心律失常和猝死的发生。植入型心脏复律除颤器（ICD）的应用是惟一有效的措施。该类患者发生猝死的原因为快速多形性室性心律失常，多发生于睡眠和休息中。

因此，目前对Brugada综合征的诊断标准应该符合：①心电图有右束支传导阻滞样表现伴V_1~V_3导联的ST段抬高≥0.1mV。②无器质性心脏病的客观检查（超声心动图、心室造影、冠状动脉造影）证据。③排除可以引起V_1~V_3导联的ST段抬高的其他临床情况，如早期复极综合征、特发性室性心动过速、急性前间壁心肌梗死、急性心包炎等。

（陆传新）

如何诊断病态窦房结综合征？

病态窦房结综合征（简称：病窦综合征）的诊断主要依据临床表现、静息心电图和动态心电图、窦房结功能的电生理检查和药物试验。由于病窦综合征病程长，临床症状表现不一，心电图也有不同表现，故诊断需要综合分析，不能仅凭某一表现。一般对有头晕、黑矇和晕厥的患者，如果听诊或自摸脉搏心跳慢者，要高度怀疑该病，静息心电图如果心率在50次/分以下或窦性静止或窦房阻滞或在窦性心动过缓的基础上有阵发性房颤或房颤终止后有长间歇可基本确定诊断；但有些病窦综合征可表现为间歇性，因此，普通心电图检查有时并不能发现异常。这种情况下，就需要做24小时动态心电图检查，它记录24小时的心电图，然后用电脑进行回放分析，比短暂的心电图检查十几秒钟的片刻取样能提供更多的有关窦房结功能的信息，包括最快心率、最慢心率、长间歇的性质（窦房阻滞、窦性静止）、次数和程度、房颤伴慢心室率和房室传导阻滞引起的长间歇、睡眠时的心率变化等，对病窦综合征的诊断有很大价值，可对大部分的病窦综合征患者作出诊断。在间歇发作的患者中，24小时动态心电图有可能结果阴性，可于短期内重复检查。对有晕厥的患者，一般需要住院检查，住院期间进行持续的心电监护，作者曾有几例患者分别在心电监护的第5天和第8天发现并记录到7秒和8秒钟的长间歇，从而明确诊断。平静心电图正常、24小时动态心电图无异常、持续心电监护也没有发现问题的间歇发作的患者，可做运动试验、药物试验、食管调搏或心脏电生理检查来明确诊断。

（郑　兴）

诊断病态窦房结综合征的常用试验有哪些？

临床症状提示病窦综合征，平静心电图正常、24小时动态心电图无异常、持续心电监护也没有发现问题的间歇发作的患者，可做运动试验、药物试验、食管调搏或心脏电生理检查来明确诊断。对于一般情况较好的患者，可下蹲起立20次，用听诊器听活动前后的心率，如果活动后心率仍<90次/分，提示窦房结功能低下。药物试验有阿托品试验和异丙肾上腺素试验两种。前者给患者静脉注射阿托品2mg，在注射后2分钟、5分钟、10分钟和15分钟做心电图，如心率不能增快达90次/分者提示窦房结功能低下，但如果心率增快达90次/分以上者也不能除外本征。异丙肾上腺素试验是将异丙肾上腺素500μg加入500ml的液体中以15滴/分钟滴注2~3分钟，如心率增加不超过90次/分，为阳性，提示窦房结功能低下。食管心房调搏试验是经鼻孔插一根电极导管到食管大约心房的水平，将电极的另

一端连接到电生理刺激仪，以较快的频率（一般快于窦性基本节律10次）开始进行心房起搏，然后突然停止，看心脏窦性节律需要多长时间才能恢复，这个时间称为窦房结恢复时间。窦房结恢复时间会随着心房刺激频率的加快而延长，但到达一定程度（一般在130~150次/分）后，窦房结恢复时间会逐渐缩短。记录最长的窦房结恢复时间作为判断值。正常人窦房结恢复时间在1400毫秒以内，超过2000毫秒对病窦综合征有诊断意义。在窦房结恢复时间减去起搏前的最后一个窦性P–P间期，即得到校正的窦房结恢复时间。校正的窦房结恢复时间>550毫秒为异常。还可以测定窦房传导时间，正常人在130毫秒以内，超过300毫秒具有诊断价值。在病窦综合征患者中，只有大约40%的患者窦房传导时间延长，因而窦房传导时间对病窦综合征的诊断不是一个敏感的指标，影响因素较多，重复性较差且可靠性低。

（郑　兴）

心肌炎患者为什么会出现心律失常？

病毒性心肌炎的发病机制是病毒的直接侵害和激活机体免疫反应而导致心肌损伤。造成的心肌损伤，可涉及心肌细胞与间质，也可以涉及心脏起搏和传导系统如窦房结、房室结、房室束和束支，成为心律失常的发病基础。心肌炎患者可以出现各种心律失常，以房性期前收缩和室性期前收缩最为常见，其次是传导阻滞，此外心房颤动、病态窦房结综合征亦可出现。心律失常是造成心肌炎患者猝死的主要原因之一。心律失常多出现于心肌炎急性期，在恢复期可自行消失，但也可随瘢痕的形成而造成持久的心律失常。瘢痕灶是引起心肌炎患者遗留期前收缩反复出现的基础之一。

（陆传新）

青年人出现了心律失常一定是心肌炎吗？

青年人出现心律失常可以是生理性的，也可以是病理性的。对心律失常的流行病学、实验室和临床研究发现，社会心理因素在心律失常发生上有重要的作用。流行病学研究表明，心律失常与社会心理应激有关，比如健康状况的变化、职业的变更和生活环境的变化等。临床研究也表明，情绪心理因素对心律失常的影响十分明显，在没有心脏疾患的情况下，可引起窦性心动过缓、阵发性房性心动过速、房性期前收缩或室性期前收缩。另外，恶劣的环境也可以诱发心律失常，比如巨大的声响或强烈的噪音。从病理性角度来看，心肌炎可引起窦性心动过速或心动过缓、房性心动过速、房性期前收缩、交界性心动过速或逸搏、室性期前收缩、室性心动过速、室扑、室颤、窦房传导阻滞、房室传导阻滞、室内传导阻滞等各种类型的心律失常。除了心肌炎可以引起心律失常外，先天性心脏病如室间隔缺损、房间隔缺损、动脉导管未闭等，风湿性心脏病，感染性心内膜炎，甲状腺功能亢进症等都可以引起心律失常。因此，青年人出现心律失常，要考虑的不仅仅是心肌炎，还有其他可能的生理性或病理性因素。

（陆传新）

怎样判定心律失常是由病毒性心肌炎引起的？

心肌炎分为感染性和非感染性两大类。病毒性心肌炎属于感染性心肌炎范畴，很多病毒都可能引起心肌炎，其中以肠道病毒包括柯萨奇 A、B 组病毒，孤儿病毒，脊髓灰质炎病毒较为常见，尤以柯萨奇 B 组病毒最常见。此外流感病毒、风疹病毒、单纯疱疹病毒、肝炎病毒（A、B、C 型）以及 HIV 等亦可引起心肌炎。病毒性心肌炎发病前 1~3 周常有病毒性感染的前驱症状，如发热、全身疲乏等类似感冒样症状或者纳差、恶心、呕吐等胃肠道不适，然后出现胸闷、心悸、胸痛、呼吸困难、浮肿，甚至出现阿-斯综合征。病毒性心肌炎引起的心律失常可以表现为多种多样，如窦性心动过速或心动过缓、房性心动过速、房性期前收缩、交界性心动过速或逸搏、室性期前收缩、室性心动过速、室扑、室颤、窦房传导阻滞、房室传导阻滞、室内传导阻滞等。如果仅在病毒感染后 3 周内出现少量期前收缩或轻度 T 波改变，不宜轻易诊断急性病毒性心肌炎；如果患者有出现阿-斯综合征、充血性心力衰竭伴有或不伴有心肌梗死样心电图改变、心源性休克、急性肾功能衰竭、持续性室性心动过速伴有低血压、心包积液等一项或多项表现，应考虑重症病毒性心肌炎。除了心律失常表现外，病毒性心肌炎的患者还应该有心肌细胞活动性损伤的表现，通常化验血肌钙蛋白和心肌酶谱阳性。不少患者化验病毒的抗原、抗体呈阳性。

（陆传新）

宽QRS波群心动过速一定是室性心动过速吗？

宽QRS波群心动过速指QRS波群时限>0.12秒，心率≥100次/分的心动过速。其起源部位可以在心室，也可以在心房或房室交界区，临床常见的宽QRS波群心动过速类型有以下几种。

（1）室性心动过速。

（2）室上性心动过速，包括：①室上性心动过速伴室内差异性传导（即Ashman现象，三相依赖性室内传导阻滞）。②室上性心动过速伴窦性心律时已存在束支传导或室内传导阻滞。③预激综合征伴旁路前传型房室折返性心动过速。④预激综合征伴房速、房颤或房扑旁路前向传导。⑤非特异性QRS波群增宽。由此可见，室性心动过速只是宽QRS波群心动过速的一种类型，正确的诊断与鉴别诊断对于患者病情评价、临床治疗以及预后十分重要。与体表心电图比较，心脏电生理检查在宽QRS波群心动过速的鉴别诊断中非常重要，可以迅速确诊宽QRS波群心动过速的类型，并且能够选择进行最有效的治疗，如射频消融。

（陆传新）

治疗篇

心律失常需要治疗吗？

心律失常是心内科门诊常见的一种疾病，健康人在吸烟、饮浓茶或咖啡、重体力活动及情绪激动时均可发生，这部分患者不需要进行专门的抗心律失常药物治疗，只需要去除诱发因素即可。对于先天性疾病、老年退行性变以及其他疾病继发造成的心律失常，是否需要专门的治疗，主要根据症状的轻重、心律失常的类型及有无器质性心脏病的基础决定。有的患者期前收缩时会出现明显的心慌、胸闷，有的患者心率稍慢一些就会感到头晕、黑矇，对于这部分患者，可以适当用药使症状减轻。对于持续性室性心动过速的患者，无论有无器质性心脏病，均应给予治疗。对于继发性疾病造成的心律失常，例如甲状腺功能亢进症性心律失常，这部分患者不需要进行专门的抗心律失常治疗，只要进行相应的原发病治疗，甲状腺功能亢进症状控制后，心律失常自然会消失。要引起重视的是大部分抗心律失常药都有致心律失常作用，所以在决定是否用药、用什么药、用多大剂量时，应由医生进行全面地权衡利弊，患者切忌自作主张、随便买药服用。

（游晓华）

治疗心律失常有哪些方法？

心律失常治疗包括药物和非药物治疗。药物治疗是心律失常治疗的基础，包括减慢心率、提高心率、终止异位心律转复窦性节律等不同类型药物，但是抗心律失常药都有致心律失常作用，长期服用均有不同程度的副作用，因而必须在医生指导下用药。非药物治疗包括物理刺激、经食管调搏、心脏起搏器、电复律、电除颤、埋藏式自动复律除颤器（ICD）、射频消融及外科手术等。物理刺激主要指的是通过某些动作反射性地兴奋迷走神经来终止阵发性室上性心动过速的发作，如将食指或中指伸到口咽部诱发恶心甚至呕吐、压迫单侧眼球、按摩单侧颈动脉窦、深吸气后屏气等，压迫眼球和按摩颈动脉窦需要由医生来做，患者自己做有危险，其他两个则患者可以自己做，在没有医疗条件的情况下有助于阵发性室上性心动过速的终止。对于上述物理刺激或药物治疗室上性心律失常无效时，可使用经食管心房调搏终止。心脏起搏器多用于治疗缓慢性心律失常，如病态窦房结综合征、房室传导阻滞等。直流电复律和电除颤分别用于终止异位性快速性心律失常的发作，如室性心动过速、室颤等，但并无预防发作的作用。对于有明确室性心动过速和室颤造成晕厥、心脏停搏的患者，以及可诱发的持续性室性心动过速，建议安装ICD。药物治疗无效者时，可使用射频消融治疗，主要适应证包括预激综合征、阵发性室上性心动过速、心房扑动、心房颤动、室性心动过速等，具有创伤小、治愈率高的特点。

（游晓华）

休息是否对心律失常有治疗作用？

有些功能性心律失常（如窦性心动过速、房性期前收缩、室性期前收缩、阵发性室上性心动过速等）的出现或者加重，与过度疲劳及情绪激动有关，其机制可能是由于交感神经和副交感神经功能的不协调引起的。经过休息之后，这些功能性的心律失常一般可消失，无须药物治疗。对于有器质性心脏病（冠心病、风心病、心肌病等）的患者，在疲劳或激动的情况下会加重心律失常的发作，尤其是慢性心衰的患者，心律失常会加重心衰的程度，休息虽然能使病情减轻，但若要心律失常完全消失及控制，往往需要在去除诱因的同时合并进一步的药物治疗。

（游晓华）

治疗心律失常的药物分哪几类？

治疗心律失常的药物可分为两大类：抗快速性心律失常药物和提高心肌自律性、传导性的药物。其中第一类药物可分为以下四类：Ⅰ类膜稳定剂：主要机制是抑制快钠内流、减慢0相上升速率、抑制传导，可分为ⅠA类、ⅠB类和ⅠC类。ⅠA类（中度减慢0相除极速度、延长动作电位时间）对房性和室性心律失常均有效，主要有奎尼丁、普鲁卡因胺等；ⅠB类（轻度减慢0相除极速度、缩短动作电位时间）只对室性心律失常有效，主要有利多卡因、美西律等；ⅠC类（明显减慢0相除极速度、不改变动电位时间）对房性和室性心律失常均有效，包括普罗帕酮、氟卡尼等。Ⅱ类β受体阻滞剂：主要机制是减慢4相自动除极速度，抑制窦房结和异位起搏点的自律性，减慢传导，相对延长有效不应期，对房性和室性心律失常均有效，包括普萘洛尔、阿替洛尔、美托洛尔等药物。Ⅲ类动作电位延长剂：延长动作电位时程及有效不应期，对房性和室性心律失常均有效，包括胺碘酮、溴苄胺、索他洛尔等药物。Ⅳ类钙通道阻滞剂：可减慢4相坡度、抑制0相除极，延长不应期，主要药物包括维拉帕米等。另一大类药物主要是提高心肌自律性、传导性，包括抗胆碱药和β受体兴奋剂。抗胆碱药如阿托品，可减低迷走神经张力、加速窦性心率和房室及房内传导。β受体兴奋剂如异丙肾上腺素，可提高窦房结和潜在起搏点的自律性、加速房室传导等。

（游晓华）

如何判断药物治疗是否有效？

判断药物治疗是否有效可以通过以下方法：①患者的主观感觉和体格检查结果是判定药物疗效的基本方法，服药后患者诉心悸、胸闷好转，或查体发现每分钟出现的心律失常数有所改善，均反应药物有效。②常规12导联心电图是目前最常用的方法，此外还可判定P-R间期、QRS间期、ST段、Q-T间期及T波改变等，各种间期的测定对判断药物用量情况、是否引起传导阻滞等极为有用。③动态心电图：24小时连续描记Ⅱ导联或Ⅲ导联心电图，能精确计算发生心律失常的性质和程度，是判断药物疗效最重要的方法。④心脏电生理检查：可通过程控刺激、期前收缩刺激，以诱发出原有的心律失常，判断药物是否有效。但由于其有创伤性及费用较高，只在特殊的心律失常或有射频消融者，才考虑该检查手段。

（游晓华）

使用抗心律失常药物的注意事项是什么？

首先，要把握使用抗心律失常药物的适应证，并非所有的心律失常均需使用药物治疗，如无症状的各种期前收缩一般无须抗心律失常药物治疗；

有各种诱因引起的心律失常，如甲状腺功能亢进症引起的房颤、房性心动过速，在去除诱因后也无须抗心律失常药物治疗。此外要牢记各种抗心律失常药物的特殊禁忌，如哮喘患者禁用 β 受体阻滞剂，甲状腺功能异常的患者不宜使用胺碘酮等。要根据患者的病情及全身状况选用既安全又有效的药物进行治疗。同时，要注意抗心律失常药物的副作用，由于抗心律失常药物能改变心脏电生理的性质，故均有致心律失常作用，并对心功能产生影响，应避免在使用药物抗心律失常时造成药物引起的室性心动过速、窦性停搏、房室传导阻滞等威胁患者生命安全的恶性心律失常。其次，在运用抗心律失常药物时应注意其与其他药物的相互作用，如奎尼丁可提高地高辛的血药浓度，维拉帕米与 β 受体阻滞剂合用产生严重心动过缓等，要注意调整药物用量。一旦在治疗期间出现药物所致心律失常，应立即停药，严密监测，并予以相应处理。对于有心功能不全、电解质紊乱、Q-T间期延长、有传导阻滞的患者，要在用药期间严密监测，提高警惕。

（游晓华）

长期使用胺碘酮的患者需定期进行哪些检查？

胺碘酮属Ⅲ类抗心律失常药，具有轻度非竞争性的 α 及 β 受体阻滞剂作用，且具轻度Ⅰ及Ⅳ类抗心律失常药性质。胺碘酮的主要不良反应有：窦性心动过缓、房室传导阻滞、偶有多形性室性心动过速，伴以Q-T间期延长、甲状腺功能异常、光过敏、角膜色素沉着、肝功能异常、肺纤维化或间质性肺炎等，因此，长期服用胺碘酮的患者除了定期做心电图及动态心电图之外，还要监测甲状腺功能、肝肾功能，如有视力下降则需至眼科检查，如出现气短、干咳及胸痛等症状应及时行胸片或胸部CT检查肺部。并且，服药期间要监测电解质，以免药物引起室性心动过速。

（游晓华）

口服索他洛尔的患者需注意哪些问题？

索他洛尔属Ⅲ类抗心律失常药，同时具有 β 受体阻滞剂的作用，用于治疗各种快速性心律失常。其主要不良反应与 β 受体阻滞剂相关，如心动过缓、低血压、支气管痉挛等。患者在服药期间要监测自己的脉搏、血压，如发现脉搏过慢或血压偏低，或出现头晕、黑矇甚至晕厥等症状，应及时调整药物。用药期间要注意定期复查电解质，及时纠正低钾、低镁血症，并监测心电图 Q-T 间期变化，如发现 Q-T 间期延长需及时就医，如合并低血钾易出现尖端扭转型室性心动过速，故需在医生的指导下用药，必要时停药。此外，索他洛尔与其他抗心律失常药物常有协同作用，例如：①与其他 Ⅰ A、Ⅱ、Ⅲ 类抗心律失常药同用时有协同作用。②与钙拮抗剂同用时可加重传导障碍，进一步抑制心室功能，降低血压。③与耗竭儿茶酚胺类药（如利血平、胍乙啶）同用产生低血压和严重心动过缓。

（游晓华）

口服普罗帕酮的患者应注意哪些问题？

普罗帕酮是临床常用的抗心律失常药物之一，主要用于预防或治疗室性或室上性期前收缩、室性或室上性心动过速、预激综合征及其伴发的室上性心动过速、房扑、房颤等。其不良反应如下：①可引起血压下降、房室传导阻滞、Q-T 间期延长等。②表现为口干、舌唇麻木，早期还有头痛、头晕等不良反应。③还可出现恶心、呕吐、便秘等胃肠道功能障碍，一般停药后可缓解。因此，患者服药宜在饭后与食物或饮料同时吞服，不要嚼碎，以减少口干、舌唇麻木的不良反应。长期服用时，患者需监测心率、血压，并定期复查心电图及电解质，如有异常应及时纠正并调整药物。由于药物有负性肌力作用，因而若出现心肌损害或心力衰竭时应立即停药并到医院就诊。

（游晓华）

口服维拉帕米有哪些不良反应？

维拉帕米又称异搏定，属Ⅳ类抗心律失常药，主要用于治疗室上性心动过速、部分室性心动过速等。其不良反应较常见的有：①可出现外周水肿、充血性心力衰竭、窦性心动过缓、房室传导阻滞。②可出现头痛、眩晕、乏力等表现。③偶有恶心、便秘、皮疹，偶有肝毒性，可引起氨基转移酶一过性升高，伴或不伴碱性磷酸酶和胆红素的升高。④偶有低血压、溢乳、牙龈增生、非梗阻性麻痹性肠梗阻等表现。此外，维拉帕米可增加地高辛血药浓度，故与地高辛合用时需调整药物用量。

（游晓华）

口服美托洛尔有哪些不良反应？

美托洛尔是一种心脏选择性的 β_1 受体阻滞剂，能拮抗交感神经兴奋作用，减慢心率，减轻心肌收缩力，降低心肌耗氧量，从而改善心肌代谢。其不良反应如下：①心血管系统：诱发或加重心动过缓、影响心脏传导系统、降低血压、加重心衰等。②外周血管：造成外周血管痉挛，导致四肢脉搏不能触及、雷诺病等。③神经系统：疲乏、眩晕、抑郁、头痛、失眠，偶见幻觉。④消化系统：恶心、腹痛、腹泻、便秘等。⑤其他：关节痛、瘙痒及性功能障碍等。

（游晓华）

哪些情况容易发生洋地黄中毒？

洋地黄是临床常用的一种改善心功能的药物，廉价、方便、耐受性好。其治疗剂量与毒性剂量相差较小，用量的个体差异较大，而同一个体在不同时期和不同条件下也存在区别。据临床观察，以下情况多易发生中毒现象：①急性心肌缺血、缺氧（如急性心肌梗死、重度心衰），肾功能不全，低血钾，贫血，甲状腺功能减退症及老年人。②合并用药：奎尼丁、维拉帕米、胺碘酮、普罗帕酮、地尔硫䓬、西咪替丁、螺内酯和某些抗生素。

（游晓华）

哪些非抗心律失常药物可延长 Q-T 间期？

心电图上 Q-T 间期延长可能导致严重心律失常的发生，甚至危及生命，因此，了解哪些药物会延长Q-T间期十分重要，尤其对已经有Q-T间期延长的患者或已经在服用能延长Q-T间期的抗心律失常药物的患者，更需要注意避免服用其他能延长Q-T间期的药物。一些虽然不是抗心律失常的药物，但同样可以延长Q-T间期，在临床使用中尤其需要注意，有些药物可诱发心律失常，甚至是恶性心律失常（如室性心动过速等）。可延长Q-T间期的非抗心律失常药物主要分为以下几类：①抗生素类：克拉霉素、阿奇霉素、红霉素、罗红霉素、甲硝唑等。②抗真菌药：氟康唑、酮康唑等。③抗精神病药：利培酮、氟奋乃静、氟哌利多、氟哌啶醇、硫利达嗪、氯氮平、奥氮平等，以及度硫平、多塞平、阿米替林、丙米嗪、氯米帕明等抗抑郁药。④抗疟药：甲氟喹、氯喹等。

（游晓华）

老年人使用抗心律失常药物需注意哪些情况？

老年人心律失常有多种类型，既可发生于器质性心脏病的基础上，也可是其他疾病的心脏表现。在给老年人使用抗心律失常药物时，我们不仅要了解心律失常的类型及其药物使用，还应熟知药物的毒副作用及老年人特有的药物代谢动力学改变。老年患者往往还同时合并多种疾病，服用药物品种也较多，药物之间的相互作用、相互干扰，极易增加不良反应的发生，因此，应详细了解老年人的既往病史及用药情况、肝肾功能及其他全身各器官系统的功能状况。老年人对药物的耐受性低，应慎重掌握用药剂量，开始剂量可用一般成人的1/2~1/3，根据治疗反应及毒副作用，逐渐调整剂量。治疗过程中应密切监视肝肾功能变化，避免长期用药，以免产生蓄积的毒副作用。

（游晓华）

儿童使用抗心律失常药物有哪些注意事项？

儿童服用抗心律失常药物的原则与成人相同。对于经检查无器质性心脏病的期前收缩，又没有明显的症状，可予观察随访。对于尽管无心脏病基础，但又有明显症状的期前收缩，可给予美托洛尔治疗，如果美托洛尔无效，才考虑给予普罗帕酮、索他洛尔等抗心律失常药物治疗。不管是快速性心律失常还是缓慢性心律失常，不管是有心脏病基础还是无心脏病基础，如果用抗心律失常药物治疗，儿童用药的剂量要严格根据体重来计算，而选择用什么药物则基本上跟成人一样。

（李召峰）

妊娠期出现心律失常该如何处理？

妊娠期出现心律失常，在健康孕妇或孕前即存在器质性心脏病的患者均不少见。一方面与妊娠期的代谢状况、激素水平、血流动力学改变有关；另一方面可能与应激性增高、工作压力大、高龄受孕等有关。对于良性心律失常，如偶发或频发的室性期前收缩、房性期前收缩，一般对母体及胎儿均无太大影响，临床症状不明显时可不给予药物处理，如存在明显的心悸、胸闷等症状，应给予美托洛尔等副作用小的药物。如为不伴心脏器质性改变的室上性心动过速，可首先尝试提高迷走神经张力等物理手段，无效后应及时、合理应用抗心律失常药物，如普罗帕酮、毛花苷 C、维拉帕米、利多卡因等，避免血流动力学紊乱对母婴的影响。在器质性心脏病基础上伴发的心律失常，应控制基础疾病，在保护心功能的基础上，应用有效及副作用小的抗心律失常药物。总之，任何抗心律失常药物都对孕妇和胎儿有潜在的危险，一定要在充分了解药物副作用的基础上合理用药，及时用药。

（游晓华）

哺乳期妇女出现心律失常时如何治疗？

临床上对于哺乳期妇女心律失常的药物治疗需谨慎，因为目前常用的抗心律失常药物几乎都能经乳汁排泄，从而对婴儿造成影响。哺乳期妇女如出现无生命危险的心律失常如单发的期前收缩等应避免使用抗心律失常药物。目前的有些资料显示，地高辛、奎尼丁、利多卡因、β 受体阻滞剂

可能是对哺乳影响较小的药物，因此，当哺乳期妇女出现快速性心律失常
必须用药时应首先考虑使用以上药物，为避免药物对婴儿造成影响，宜停
止哺乳一段时间。胺碘酮、索他洛尔、维拉帕米等药物用于哺乳期妇女可
对婴儿造成较大影响，故应避免使用。

（游晓华）

肾功能不全患者使用抗心律失常药物需注意什么？

慢性肾功能不全患者常存在心脏结构和功能的改变及电解质异常，心
律失常的发生率较高，特别是快速性室性心律失常和心房颤动更容易发生
在慢性肾功能不全的患者中。心律失常是造成慢性肾衰竭患者死亡的重要
原因，而肾功能受损导致的排泄异常、酸碱平衡失调和电解质紊乱又可使
抗心律失常药物的药代动力学异常，使抗心律失常药物治疗的安全性和
有效性更加复杂，要高度重视。肾功能不全时可出现各种心律失常，如
各类期前收缩、室上性心动过速、室性心动过速、房扑、房颤、室颤、窦
性心律失常、房室传导阻滞、室内阻滞等，并且容易变化，不固定。原
发病的治疗和去除诱因是治疗肾功能不全合并心律失常的基本措施。心律
失常可引起严重的血流动力学障碍，必要时行电转复、安装起搏器、快速
静脉应用抗心律失常药物等。抗心律失常药物大都经肝脏代谢后经肾脏或
胆道排出，肾功能不全患者中药物清除率低，血药浓度高，易发生毒副作
用。以下简单列举了各种抗心律失常药物在肾功能不全患者中应用的注意
事项。

（1）抗快速性心律失常药物在肾功能不全时的应用：ⅠA类（奎尼丁
等）常规剂量可导致Q-T间期延长，甚至引起尖端扭转型室性心动过速。
肾功能不全者更易出现毒副作用，用药时注意监测血药浓度变化，尤其应
严密监测Q-T间期长度。药物蓄积过量时需减少剂量或及时停药。ⅠB类
（利多卡因等）、ⅠC（普罗帕酮等）透析时可以使用常规剂量。非透析患
者要慎用。Ⅱ类（β受体阻滞剂）根据血压、心率等进行剂量调整。Ⅲ类
中胺碘酮大部分在肝脏代谢，肾衰时一般可用常规剂量。索他洛尔主要在
肾脏代谢，相比较而言，使用胺碘酮更为安全。Ⅳ类（钙通道阻滞剂）以

肝脏代谢为主，一般可用常规剂量。尿毒症患者可能使心脏对药物引起的心肌抑制及房室传导阻滞更为敏感，使用时需注意。

（2）抗缓慢性心律失常药物在慢性肾功能不全时的应用：β受体激动剂（茶碱类）安全范围小，合并肾功能不全时易引起快速性心律失常。使用异丙肾上腺素宜从小剂量开始，根据血压、心率变化逐渐调整剂量。M胆碱能受体阻断剂（阿托品等）一半以上由尿中排出，肾功能不全时在体内蓄积量大，应根据血压、心率等变化调整，减量慎用。

（游晓华）

肝功能不全患者使用抗心律失常药物时应注意什么？

肝功能不全患者使用抗心律失常药物尤其需要注意用药的剂量和疗程。很多常用的抗心律失常药如胺碘酮、维拉帕米等大部分经过肝脏代谢。肝功能不全的患者使用此类抗心律失常药物容易造成药物蓄积，从而造成血药浓度升高，药物过量，毒副作用增加。有些药物会加重肝功能损害，引起黄疸指数和氨基转移酶的异常、凝血功能障碍。肝炎、肝硬化患者如合并心律失常并需使用抗心律失常药物时宜使用以肾脏排泄为主的药物，必须使用经肝脏代谢为主的抗心律失常药物时用药量宜减少，避免同时使用多种经肝脏代谢的药物，并定期复查肝功能，观察黄疸指数和氨基转移酶指标的变化，接受临床医生的指导。轻度的氨基转移酶升高不必视为使用抗心律失常药物的禁忌。

（游晓华）

慢性阻塞性肺疾病患者治疗心律失常时应注意什么？

慢性阻塞性肺疾病（COPD，简称：慢阻肺）患者由于引起右心系统负荷过重，易出现房性期前收缩、房性心动过速、房扑、房颤等心律失常。研究表明，肺心病患者心律失常的发生与肺感染有关，在采用抗生素和支气管扩张剂治疗后，心律失常一般可以消失，不需采用抗心律失常药物治疗。房性期前收缩较少威胁生命，如无症状不必做特殊处理，但若出现快速、致命性心律失常，则必须迅速采取心律转复和抗心律失常的紧急措施。房性心动过速等常在控制感染、纠正缺氧、纠正代谢和电解质紊乱、减少支气管扩张剂等后得到控制。对于肺部情况改善后心律失常仍未纠正的患者，可采用常规抗心律失常药物治疗和心律转复。对慢性支气管炎和肺气肿并发心律失常者，应首先纠正低氧血症。对已证明夜间发生低氧血症及心律失常的患者，经确定患者在夜间睡眠期间出现逐渐加重的低氧血症或二氧化碳潴留之后，采取夜间供氧措施可能是合理的。

调整患者使用的支气管扩张剂，对终止心律失常的发作可能有益。也可试行停用某些氨茶碱或茶碱类及全身用的 β 受体兴奋剂等。上述药物均可用沙丁胺醇气雾剂代替，因为沙丁胺醇气雾剂对全身影响小，即使采用沙丁胺醇口服制剂，除可产生窦性心动过速外，尚无引起心律失常的证据。如有必要，宁可增加吸入倍氯米松气雾剂，也不宜应用 β 受体兴奋剂或茶碱口服制剂。如患者心房颤动持续不变，不论对原发肺病的疗效如何，此时应用洋地黄是合理的，因洋地黄可降低心室率，改善心排血量及肺通气与血流灌注比值。总之，各项治疗措施均应有利于改善通气和氧合作用，最大限度地提高心排血量。

（游晓华）

如何治疗窦性心动过速或过缓？

当一个人喝浓茶、饮咖啡，或处于情绪激动、发热、贫血、甲状腺功能亢进症、急性心肌梗死等状态，或使用阿托品、肾上腺素、麻黄素等药物，心脏的最高"司令部"——窦房结发出"指令"的频率可超过100次/分，这种心律失常称为窦性心动过速。窦性心动过速可见于生理的或病理的情况，如上所述的生理状况下出现，不需要药物治疗，只需要稍加休息即可缓解，但由于疾病引起的窦性心动过速就应该让医生进行对症及针对病因的治疗了。如果窦房结发出"指令"的频率少于60次/分，就称为窦性心动过缓。引起窦性心动过缓的原因有生理性的也有病理性的，如见于运动员，虽然心跳次数减少了，但心脏每次搏动排出的血量要比一般人多，这种心律失常属于生理性的范畴，无须治疗。还有一部分人的心动过缓是由甲状腺功能减退症、垂体功能减退症、颅内压增高、病态窦房结综合征等引起，应给予相应的治疗，尤其是病态窦房结综合征引起的心动过缓更应当引起人们的重视，可以应用加快心率的药物，如阿托品、麻黄素、异丙肾上腺素。对于严重的窦性心动过缓，特别是有晕厥史者，应及时安装人工心脏起搏器。

（游晓华）

房室传导阻滞都需要起搏治疗吗？

房室传导阻滞是指心电活动在心房传至心室的传导过程中受到阻滞，包括一度、二度和三度房室传导阻滞，阻滞部位可在心房、房室结、希氏束及双束支。一般来说，三度房室传导阻滞和某些二度房室传导阻滞需要安置人工心脏起搏器，其他类型的房室传导阻滞不需要起搏治疗。部分房室传导阻滞可以通过去除诱因恢复房室传导功能，如：各种原因的心肌炎（风湿性、病毒性心肌炎和其他感染），通过药物治疗减轻心肌炎性反应后多数可以恢复；迷走神经兴奋常表现为短暂性房室传导阻滞，多可自行恢复；洋地黄和其他抗心律失常药物引起的房室传导阻滞多在停药后消失；高血钾等电解质紊乱造成的房室传导阻滞一般在纠正电解质紊乱后可以恢复。对于传导系统纤维化、退行性变等或心脏外科手术时误伤房室传导组织引起的房室传导阻滞，在使用阿托品、异丙肾上腺素等药物治疗后，如药物治疗效果不确切时，需行起搏治疗。

（游晓华）

房性期前收缩需要治疗吗？

房性期前收缩多数见于正常人，如在疲劳、紧张、焦虑、吸烟、饮酒、喝浓茶、喝咖啡等状态下容易出现，通常不引起自觉症状，亦不会引起循环障碍，有时可感到心悸、胸闷，有心脏"停跳"的感觉。只是单纯房性期前收缩，若不影响日常正常生活，一般无须治疗，注意膳食，多做运动，养成健康生活习惯即可。如房性期前收缩合并窦性心动过速，需考虑是否存在甲状腺功能亢进症。如由于洋地黄中毒、心房扩大、心肌缺血及心肌梗死、心力衰竭等病理状态出现房性期前收缩时，则应排除诱因，给予积极的药物治疗。

（游晓华）

治疗房性期前收缩的常用药物有哪些？

房性期前收缩大多选用于心房和房室交接处的ⅠC、Ⅱ、Ⅲ、Ⅳ类药物。ⅠC类药物，如普罗帕酮：适用于心率偏快的频发房性期前收缩患者，常用剂量每次150mg，每日3次（早期妊娠、哺乳期妇女及肝肾功能损害者慎用）。Ⅱ类药物，如美托洛尔：适用于交感神经兴奋、血压偏高、心率偏快的频发房性期前收缩患者，常用剂量每次12.5mg，每日2次，服药期间注意监测心率。Ⅳ类药物，如维拉帕米：适用于心率偏快、血压偏高、心功能良好的频发房性期前收缩患者，每次40mg，每日3次，服药期间要注意心率和血压。Ⅲ类药物，如胺碘酮：适用于心率偏快、心功能较差的频发房性期前收缩患者，口服每次200mg，每日3次，1周后改为每次200mg，每日2次，1周后再改为每次200mg，每日1次维持。少数患者可有甲状腺功能紊乱、肺纤维化、肝肾功能损害及Q-T间期延长引起的尖端扭转型室性心动过速等不良反应。

（游晓华）

终止阵发性室上性心动过速的非药物手段有哪些？

（1）兴奋迷走神经：通过血管压力感受器反射性增强迷走神经张力，延缓房室传导从而终止发作，适用于：心功能正常，无器质性心脏病及窦房结功能正常者。可采用以下方法：①以压舌板或手指刺激患者咽部使之产生恶心、呕吐。②深吸气后屏气，再用力做呼气动作（Valsalva动作）或深呼气后屏气，再用力做吸气动作（Müller动作）。③按压颈动脉窦，先按摩右侧5~10秒，如无效再按摩左侧，切忌同时按摩双侧，以免阻断脑部血供或引起心脏骤停。④压迫眼球：嘱患者闭眼下视，用手指先试压一侧，压迫一侧无效时，可同时压迫两侧，每次10秒。青光眼、高度近视眼者禁用。

（2）上述方法及药物不能终止或有禁忌者，可选用经食管调搏超速抑制法终止。

（3）伴有血流动力学障碍时可选用同步直流电复律，能量在100~200J为宜，但洋地黄过量或低血钾者应慎用。

（4）经导管射频消融是目前最有效、最彻底的治疗方法，可有效根治阵发性室上性心动过速。

（游晓华）

哪些药物可用于控制阵发性室上性心动过速发作？

一些药物可以快速、有效地控制阵发性室上性心动过速发作，恢复窦性节律，包括：①维拉帕米：Ⅳ类抗心律失常药物，选择性钙离子拮抗剂，减慢房室传导，增加不应期，可加速部分旁道的前传功能，对不能排除显性预激综合征者，不宜使用。其转复率低于普罗帕酮及ATP，但不良反应发生率较低，合并心力衰竭或低血压者慎用。②三磷酸腺苷（ATP）：具有半衰期短、起效快、转复率较高的特点，是转复阵发性室上性心动过速的一线药物。不良反应有头晕、恶心、面红，亦有窦房结暂停、房室传导阻滞，个别患者可发生窦性停搏、阿-斯综合征等，冠心病及哮喘患者慎用。③普罗帕酮：ⅠC类抗心律失常药物，起效快，是目前治疗室上性心动过速的常用药，有明显心功能不全、低血压、病窦综合征、传导阻滞等时禁用。④洋地黄类药物：适用于病情较重、发作持续24小时以上、有心力衰竭表现者，该药亦可加速旁道前传功能，从而加速心室率，对不能排除显性预激综合征者慎用。此外，还有胺碘酮、地尔硫䓬、索他洛尔等药物可选用，但这些药物起效较慢。

（游晓华）

高血压合并心律失常的治疗药物有哪些？

钙拮抗剂可在降低血压的同时逆转左室肥厚，改善左心室舒张顺应性和心肌缺血，故在高血压左室肥厚并发快速性心律失常时，尤其是窦性心动过速和室上性心律失常如房性期前收缩、房性心动过速时，可考虑钙拮抗剂，如维拉帕米，每次40mg，每日3次，最好是长效的维拉帕米缓释片120mg，每日1次。也可用地尔硫䓬每次30mg，每日3次，长效的地尔硫䓬缓释片90mg，每日1次。但二氢吡啶类的钙拮抗剂如硝苯地平一般不用，因为没有抗心律失常作用。高血压伴窦性心率较快或房性期前收缩的患者，也可选用β受体阻滞剂如美托洛尔、比索洛尔、卡维地洛、阿替洛尔等，但是如果高血压合并的心律失常是缓慢性心律失常如窦性心动过缓、病态窦房结综合征、二度或三度房室传导阻滞，则不宜用钙拮抗剂和β受体阻滞剂，在这种情况下，这两类药是禁忌的。

血管紧张素转换酶抑制剂可有效地控制夜间过高的血压水平，恢复血压昼夜节律，改善大动脉顺应性和保护缺血心肌，因此，血管紧张素转换酶抑制剂对高血压左室肥厚心律失常者有益，与钙拮抗剂联合应用效果更佳。血管紧张素受体拮抗剂（如氯沙坦）对高血压合并左心室肥厚的患者比阿替洛尔可减少新发房颤的发生率，对已伴有房颤的患者可明显减少卒中的发生率。

当心律失常频繁发作，症状明显，影响日常工作与生活时，可应用抗心律失常药物予以控制，与其他病因引起的心律失常处理原则无明显区别。

（李松华）

急性心肌梗死并发室上性心律失常的治疗措施有哪些？

首先应加强针对急性心肌梗死、心肌缺血的治疗。溶栓、血管重建术（急诊介入治疗、冠状动脉搭桥术）、β受体阻滞剂、主动脉内球囊反搏、纠正电解质紊乱均可预防或减少心律失常发生。急性心肌梗死并发室上性快速性心律失常的治疗如下。

（1）房性期前收缩：与交感兴奋或心功能不全有关，房性期前收缩本身无特殊治疗，如无禁忌证，可常规应用β受体阻滞剂如美托洛尔。

（2）阵发性室上性心动过速伴快速心室率：必须积极处理。①终止阵发性室上性心动过速发作，可用：第一，维拉帕米5mg，静脉注射，必要时可再给2.5mg 1~2次，总量不超过10mg。第二，普罗帕酮35mg，缓慢静脉注射，必要时可重复给药1~2次，总量不超过105mg。第三，胺碘酮 150mg，缓慢静脉注射，必要时可再给 75mg 1~2 次，总量不超过 300mg。②合并心力衰竭、低血压者可用直流电复律或食管调搏治疗。③美托洛尔对于预防室上性心动过速的复发有一定的疗效。

（3）心房扑动：少见且多为暂时性。如果持续时间长，可用普罗帕酮或胺碘酮静脉注射，具体剂量见（2）。如果药物复律失败，或血流动力学不稳定，可用 50 瓦秒同步直流电复律，然后用胺碘酮口服预防复发。

（4）心房颤动：常见且与预后有关，治疗如下：①若血流动力学不稳定，如出现血压降低、脑供血不足、心绞痛、心力衰竭者需迅速做同步电复律。②血流动力学稳定的患者，以减慢心室率为首要。无心功能不全、支气管痉挛或房室传导阻滞者，可静脉使用 β 受体阻滞剂如美托洛尔 2.5~5mg 在 5 分钟内静脉注入，必要时可重复，15 分钟内总量不超过 15mg。同时监测心率、血压及心电图，如收缩压 >100mmHg（13.3kPa）或心率 >60 次 / 分，则改成美托洛尔 25mg，每天 2 次，口服。如收缩压 <100mmHg 或心率 <60 次 / 分，则密切观察，待血压、心律恢复正常后，以小剂量的美托洛尔口服治疗。也可使用洋地黄制剂，如毛花苷 C 0.2mg 静脉注射，必要时可重复注射 1 次。其起效时间较 β 受体阻滞剂静脉注射为慢，但 1~2 小时内可观察到心率减慢。心功能不全者首选洋地黄制剂。如上述治疗无效或禁忌且无心功能不全者，可静脉使用维拉帕米或地尔硫䓬。维拉帕米 5~10mg（0.075~0.75mg/kg）缓慢静脉注射，必要时 30 分钟可重复；地尔硫䓬静脉缓慢注入，然后静脉滴注，用法为：静脉缓慢注射 10mg（5 分钟内），随之以每分钟 5~15μg/kg 维持静脉滴注，滴注过程中需密切观察心率、血压的变化，如心率低于 55 次 / 分，应减少剂量或停用，静脉滴注时间不宜超过 48 小时，急性心肌梗死后频发梗死后心绞痛者以及对 β 受体阻滞剂禁忌的患者使用此药也可获益。以上静脉推注时必须同时观察血压及心率。③胺碘酮对终止心房颤动、减慢心室率及复律后维持窦性心律均有价值，可静脉用药并随后口服治疗。一般以胺碘酮 150mg，缓慢静脉注射，可重复 1 次，然后以 1mg/min 静脉滴注或微泵静脉内推注，6 小时后改为 0.5mg/min 持续静脉给药，共 24 小时。此后，改为胺碘酮 0.2g，每日 3 次口服，7 天后改为 0.2g，每日 1 次口服维持。

（李松华）

急性心肌梗死并发室性心律失常的治疗措施有哪些?

急性心肌梗死中出现的所谓"警告性心律失常"（如频发室性期前收缩、多形性或多源性室性期前收缩、成对室性期前收缩、R-on-T类室性期前收缩），多项研究报告均未能证明其在预示严重室性心律失常中的价值，因此患者住在冠心病监护病房，对并发室性期前收缩的患者，只需要进行严密的心电监护，同时给予补钾、血管紧张素转化酶抑制剂和β受体阻滞剂等治疗，而不主张用抗心律失常药物治疗。对下列严重室性快速性心律失常，则需要积极的治疗，针对不同心律失常的治疗措施如下：①室颤、持续性多形性室性心动过速，立刻用非同步直流电复律，起始电能量200J，如不成功可给予300J重复。②持续性单形性室性心动过速伴心绞痛、肺水肿、低血压 [<90mmHg（12.0kPa）]，应予同步直流电复律，电能量同上。③持续性单形性室性心动过速不伴上述情况，可首先给予药物治疗，如：利多卡因50mg静脉注射，需要时每15~20分钟可重复，最大负荷剂量150mg，然后2~4mg/min，维持静脉滴注，时间不宜超过24小时；胺碘酮150mg于10分钟内静脉注入，必要时可重复，然后1mg/min静脉维持滴注6小时，再0.5mg/min滴注，共24小时，然后改为口服维持治疗。④频发室性期前收缩、成对室性期前收缩、非持续性室性心动过速，可严密观察或利多卡因治疗（不超过24小时）。⑤偶发室性期前收缩、加速的心室自主心律，严密观察，不做特殊处理。⑥急性心肌梗死、心肌缺血也可引起短阵多形性室性心动过速，酷似尖端扭转型但Q-T间期正常，此可能与缺血引起的多环路折返机制有关，治疗方法与上同，可静脉给予利多卡因或胺碘酮治疗。

（李松华）

急性心肌梗死并发缓慢性心律失常的治疗措施有哪些?

窦性心动过缓（简称：窦缓）常见于30%~40%急性心肌梗死患者中，尤其是下壁心肌梗死或右冠状动脉再灌注（Bezold-Jarisch反射）时。心脏传导阻滞可见于6%~14%急性心肌梗死患者，常与住院死亡率增高有关。处理原则如下。

（1）无症状窦缓：可暂做观察，不予特殊处理。

（2）有症状的窦缓、二度Ⅰ型和二度Ⅱ型房室传导阻滞、三度房室传导阻滞伴窄QRS逸搏心律：患者常有低血压、眩晕、心功能障碍、心动缓慢心率<50次/分等。可先用阿托品静脉注射治疗，阿托品剂量以0.5mg静脉注射开始，3~5分钟重复1次，至心率达60次/分左右，最大可用至2mg。剂量小于0.5mg，有时反而可引起迷走神经张力增高，心率减慢，需要特别注意。

（3）出现下列情况，需行临时起搏治疗：①三度房室传导阻滞伴宽QRS波逸搏、心室停搏。②症状性窦缓、二度Ⅰ型和二度Ⅱ型房室传导阻滞或三度房室传导阻滞伴窄QRS波逸搏经阿托品治疗无效。③双侧束支传导阻滞，包括交替性左、右束支阻滞或右束支阻滞伴交替性左前、左后分支阻滞。④新发生的右束支阻滞伴左前或左后分支阻滞和新发生的左束支阻滞并发有一度房室传导阻滞。

（4）根据有关证据，以下情况多数观点也倾向于做临时起搏治疗：①右束支阻滞伴左前或左后分支阻滞（新发生或不肯定者）。②右束支阻滞伴一度房室传导阻滞。③新发生或不肯定的左束支阻滞。④反复发生的窦性停搏（>3秒）对阿托品治疗无反应者。

一般首选右侧颈内静脉作为插入导管的途径，其次选择左侧锁骨下静脉。通常选择单导联的心室起搏，因其安装容易且可靠，但少数患者可能需要采用房室顺序起搏治疗。

（李松华）

什么是射频消融治疗？

心律失常经导管射频消融是通过置入人体心脏的导管，其顶端与背部电极板之间形成电流环路，两者均与体外射频电流发生仪相连，当射频仪发放300~1000Hz的射频电流时，因背部电极板面积较大（15cm×20cm），而电极导管头端只有4mm大小，这样当射频电流通过时，在导管电极头端电流大，使电极附近局部组织产生阻力性热效应，局部温度上升至70℃以上，使组织形成凝固性坏死，通过消融特定部位的局部心肌细胞以阻断折返环路或消除病灶，达到根治心律失常的目的。具体操作过程：首先经过穿刺锁骨下静脉或右颈内静脉和股静脉送入电极导管至心腔内行电生理检查，明确诊断，然后选用大头消融导管到达靶点部位，发放射频电流消融60~120秒，经证实消融成功即结束手术。普通消融导管点消融的局部损伤范围一般为宽度3~5mm、深度2~4mm；若使用冷盐水灌注消融导管，可使损伤范围进一步扩大，常用于室性心动过速的消融。经导管射频消融术是心律失常治疗学上的革命性进展，是一种创伤小、效果好、可以使心律失常达到根治的治疗方法。

（蔡梅英　胡建强）

哪些心律失常可以进行射频消融治疗？

目前临床上大多数的自主性和快速性心律失常均可采用射频消融根治，具有良好治疗效果的心律失常有以下几种。

（1）阵发性室上性心动过速：包括阵发性房性心动过速、房室结折返性心动过速、房室折返性心动过速，临床表现为发作性心慌，以突发突止为特征，每次持续数分钟至数十小时不等，发作时心电图可明确诊断。

（2）预激综合征：平时普通心电图上常有典型表现，常并发房室折返性心动过速，但小部分预激综合征患者并不伴发室上性心动过速，或房室旁道仅有前传功能而没有逆传功能；若旁道不应期较短，并发心房颤动时易出现快速心室率而导致心室颤动，危及患者生命，此时也应行射频消融治疗。

（3）心房扑动：典型房扑以三尖瓣环与下腔静脉之间峡部为缓慢传导区，射频消融此峡部，可根治房扑；不典型房扑其折返环较为复杂，心内电生理诊断也较为复杂，但射频消融的成功率也较高。

（4）室性期前收缩：一般不需要射频消融治疗，若频发室性期前收缩症状明显，经药物控制不佳者，且影响患者生活、工作或入学招生等情况时，也可考虑行射频消融根治，在无器质性心脏病的患者中，常有较理想的治疗效果。

（5）室性心动过速：因其发作时症状常常较重，并有一定的危险性，故一般建议行射频消融根治，不伴有器质性心脏病的特发性室性心动过速患者，可获得良好的根治效果；若伴有器质性心脏病（如心肌肥厚、心脏扩大及冠心病等），则射频消融治疗成功率不高，宜安置植入式除颤复律器（ICD），也可在植入除颤复律器行室性心动过速的消融治疗，虽然不能获得根治效果，但常能减少心动过速的发作次数。

（6）心房颤动：不伴有器质性心脏病的阵发性心房颤动患者，射频消融常可取得较好的治疗效果，虽然复发率据报道有30%左右，但再次消融后可明显提高成功率。伴器质性心脏病或持续性房颤患者，射频消融治疗效果还达不到理想水平，对其发生机制和消融方法学上的问题还需进一步探索。

（蔡梅英　胡建强）

射频消融治疗可能会有哪些并发症？

射频消融治疗属于心血管介入性有创手术，有一定的并发症发生率，但是并发症的发生率很低，据报道在1%~3%，可能出现的并发症有以下几方面。

（1）与麻醉有关的并发症：一般采用局部麻醉，并发症主要有麻醉药物过敏。若小儿需要全麻，则并发症有药物过敏、呼吸抑制、误吸、低血压、休克、严重心律失常等。

（2）与血管穿刺操作有关的并发症：与颈内静脉和锁骨下静脉穿刺有关的并发症有误穿锁骨下动脉并置鞘管、气胸、血气胸、局部神经损伤、出血及血肿等；与股动、静脉穿刺有关的并发症有：出血及血肿、动脉夹层、腹膜后血肿、神经损伤等。若行房间隔穿刺可出现心包填塞等并发症。

（3）与导管操作有关的并发症：血管损伤，包括穿孔、夹层，导致出血、血肿；心脏穿孔导致急性心包填塞，心脏内导管机械刺激引起严重的心律失常，如室性心动过速或心室颤动，放置希氏束导管时可引起一过性房室传导阻滞，若患者原有左束支传导阻滞，放置右心室导管时机械损伤右束支可导致完全性房室传导阻滞；操作射频消融导管跨越主动脉瓣时可引起主动脉瓣损伤、穿孔，或导管误入冠状动脉引起冠状动脉损伤，在左心室内操作消融导管时可引起腱索缠绕，损伤二尖瓣，在二尖瓣下勾挂太紧时可引起心脏穿孔。

（4）与电生理刺激标测有关的并发症：主要是心室短阵猝发刺激和程

控S1S2刺激联律间期较短时，有时可引起心室颤动，在伴有器质性心脏病（如心肌肥厚、心脏扩大及冠心病等）的患者中更易出现严重并发症。

（5）与射频消融有关的并发症：房室结折返性心动过速慢径消融时或希氏束旁旁道或希氏束旁房性心动过速、右侧中间隔旁道消融时易致房室结及希氏束损伤，导致完全性房室传导阻滞；左侧旁道消融或左室分支性室性心动过速消融时，也可损伤希氏束，导致完全性房室传导阻滞；消融导管与心肌接触过紧或嵌入肌小梁内，当发放的射频能量较高时，可导致消融导管头端焦痂形成或"气爆"，可引起穿孔、焦痂脱落，导致重要脏器栓塞。室性心律失常消融时因射频电流刺激，可引起室速、室颤。房颤射频消融时也可发生心脏穿孔、心包填塞。

（6）其他与操作有关的并发症：空气栓塞、血栓形成及栓塞、术后卧床下肢制动导致静脉血栓形成，血栓脱落导致肺栓塞，拔除动脉鞘管时压迫止血不当出现血肿，动脉损伤引起动脉闭塞、动－静脉瘘、假性动脉瘤等。其他还有感染、发热等情况。

（蔡梅英　胡建强）

射频消融治疗需住院多长时间，术后休息多长时间可以工作？

射频消融治疗需住院多长时间应根据心律失常的类型及患者基础疾病情况而定。

（1）阵发性室上性心动过速：包括阵发性房速、房室结折返性心动过速、房室折返性心动过速以及预激综合征，行电生理检查及射频消融术，若无器质性心脏病，又无手术并发症，一般术后观察2~3天，主要观察房室结双径路射频消融后是否出现房室传导阻滞、动脉鞘管拔除后是否出现迟发出血及血肿，有的医院术后常预防性静脉应用抗生素3天，所以患者一般要到术后第3天才可出院。但是，对于伴器质性心脏病者，应当相应延长观察天数，主要观察手术操作是否对基础疾病有影响，如动脉粥样硬化者，尤其下肢动脉硬化者，应观察下肢动脉搏动，及是否有远端栓塞症状；心功能不全者应注意术后心衰症状有否加重，及采取相应预防措施。

若出现并发症：如术中出现一过性房室传导阻滞，特别是完全性房室传导阻滞，应当相应延长观察天数，以免出现迟发性的房室传导阻滞；如术后患者返回病房后再度出现房室传导阻滞，应住院观察至房室传导阻滞恢复，若观察2~3周，房室传导阻滞仍未恢复，应考虑是否安置人工心脏起搏器。若出现血肿，如腹股沟部小血肿，术后观察3~4天，血肿稳定无变化者可出院；若血肿较大，仍有出血表现，或出现假性动脉瘤者，应进行相应治疗措施，至病情稳定方可出院；若出现心包填塞、动－静脉瘘、腹膜后血肿、动脉夹层等，均应给予相应治疗措施，至病情稳定方可出院。

（2）室性心律失常：如果是室性期前收缩或特发性室性心动过速，患者一般情况好，无器质性心脏病、术中术后无并发症者，一般术后3天可出院；若术中曾有室速、室颤行电复律除颤者，应当相应延长住院观察天数。若有并发症者应行相应处理，至病情稳定方可出院。

（3）心房扑动和心房颤动：心房扑动无其他器质性心脏病、无手术并发症、无血栓高危因素者，术后3天可出院；若有血栓栓塞史或左心耳血栓者，术前、术后应予抗凝治疗，并适当延长住院时间。心房颤动因手术操作过程复杂，在左心房内射频消融范围大，术后应适当延长观察天数，并予抗凝治疗，若无并发症术后5天可出院。

（蔡梅英　胡建强）

射频消融治疗术后需要服药吗？

射频消融治疗术后需要服药，主要有以下几个方面的药物：①预防感染的药物。②抗血小板药物。③抗凝药物。④抗心律失常药物。除了射频消融术后所有患者预防性应用抗生素外，其他几类药物根据心律失常的类型及不同的射频消融方法适当选用。若原有基础心脏疾病，或出现手术并发症，则应选用相应的药物进行治疗。不同类型心律失常消融后的用药选择如下。

（1）阵发性室上性心动过速：包括阵发性房速、房室结折返性心动过速、房室折返性心动过速以及预激综合征，若无手术并发症，术后一般口服阿司匹林每天100mg，连服1~3个月；若术后出现三度房室传导阻滞，则应给予激素治疗5天以上，必要时给予增快心率的药物。

（2）室性心律失常：包括室性期前收缩和室性心动过速，若无手术并发症，术后一般口服阿司匹林每天100mg，连服1~3个月；如果室性期前收缩术后复发，且数量不多，又不宜再次消融治疗，既可随访观察，也可给予抗心律失常药物。

（3）心房扑动和心房颤动：心房扑动若无明显的血栓高危因素，且食管心脏超声无左心耳血栓者，术后可给予阿司匹林口服，血栓高危者可予抗凝治疗。心房颤动射频消融后应予抗凝治疗，术后先予低分子肝素皮下注射，并同时口服华法林，重叠3天后，单服华法林，并抽血化验凝血酶原时间（PT），根据化验结果调整剂量，使凝血酶原时间国际标准化比值（INR）维持在2.0~2.5之间。也可服用达比加群110mg，2/日，无须监测凝血指标。服药3个月~半年。

（蔡梅英　胡建强）

为何阵发性室上性心动过速首选经导管射频消融治疗？

阵发性室上性心动过速不发作时患者并无症状，患者常在急性发作时来就医，室上性心动过速的治疗一般包括以下几个方面：①消除诱发室上性心动过速的诱因，如应激、感染、频发房性期前收缩等。②兴奋迷走神经以终止室上性心动过速，如刺激咽部诱发呕吐反射，压迫颈动脉窦、眼球，深吸气后屏气等物理方法。③终止室上性心动过速的药物治疗，如维拉帕米、三磷酸腺苷、普罗帕酮或胺碘酮等药物稀释后缓慢静脉注射。④药物不能终止发作者可选用经食管快速心房调搏。伴有血流动力学障碍或上述方法无效时可选用同步直流电复律，复律能量常选择100~200J。但是上述方法仅是室上性心动过速发作时的终止方法，虽然也可长期服药预防室上性心动过速的发作，但预防作用有限，心动过速发作次数可能减少，但不能根治，且长期服药，易出现药物副作用及可能出现抗心律失常药物的致心律失常作用。射频消融治疗可以使室上性心动过速得到根治，且治疗成功率高，达98%以上，复发率低，为3%以下，并发症发生率低，为0.8%，并且是经导管介入治疗，手术创伤小，患者痛苦少，术后恢复快，术后第二天即能下床活动，故为室上性心动过速治疗的首选方法。

（蔡梅英　胡建强）

如何进行阵发性室上性心动过速射频消融治疗？

阵发性室上性心动过速射频消融术是有创检查和治疗，首先需向患者交待手术治疗的必要性及风险并签署知情同意书，并认真术前准备。射频消融前先行心脏电生理检查，以明确诊断，具体手术操作过程如下。

首先，通过经皮血管穿刺方法送入电极导管至心腔内，常用的静脉穿刺部位有左或右股静脉、左或右锁骨下静脉、右颈内静脉，送入电极导管至右心房、希氏束区、右心室，若想把导管送至左心房及肺静脉，还需通过右股静脉进行房间隔穿刺；如果要把导管放置在左心室，则要穿刺股动脉。

第二，在X线透视引导下放置心腔内电极导管，导管放置到目标部位后同步记录心电信号，观察心腔内心电激动顺序是否正常。

第三，心脏程控刺激：常选择高位右房和右室尖作为心房和心室的刺激部位，特殊情况下可选择心脏任一部位进行刺激，以判断有无房室结双径路及有无房室旁道，以及诱发和终止心动过速。如果心动过速不能诱发或心动过速机制未能明确，也需进行药物试验，以助明确诊断及确定合理的治疗方案。

第四，通过对心电生理资料的分析以确定心动过速的性质和消融靶点的部位，如明确心动过速是房性心动过速、房室结折返性心动过速还是房室折返性心动过速，然后确定消融部位，如消融房室结慢径或消融房室旁道。局灶性房速和室速，则直接消融心动过速的起源点。

第五，送入消融电极导管至靶点部位，进行消融，目前一般采用温控方法消融以避免局部焦痂形成及产生"气爆"，能量选择一般为20~50W×55~60℃连续放电60~150秒。消融有效的标志是：房室旁道应在放电后7秒内阻断，不应超过10秒，否则易复发或无效放电，房室结双径路慢径消融应在10秒内出现交界性心律，表示为有效靶点，可巩固消融。

第六，消融终点：①心动过速终止和不能再诱发：消融中心动过速终止和消融后心动过速不能诱发几乎是所有心动过速消融有效的指标之一，尤其是房速和室速。②靶部位传导阻滞：消融后靶部位传导阻滞是消融有效的客观指标，如房室结折返性心动过速的慢径阻滞，房室折返性心动过速的旁道阻断。

（蔡梅英　胡建强）

室性期前收缩在什么情况下需要治疗？

对于室性期前收缩的治疗，首先应评估室性期前收缩的危险性，主要根据：①有无器质性心脏病，如心肌肥厚、心脏扩大等。②有无心功能不全，如左心室射血分数小于35%。③根据冠心病心肌缺血等，来进行危险分层，并决定治疗措施的选择。

（1）无器质性心脏病的室性期前收缩：无症状时原则上不应使用抗心律失常药物治疗，因为这类期前收缩预后良好，不增加死亡率，也不增加猝死危险性，若药物治疗可能出现药物副作用。如频发期前收缩引起明显症状，影响生活或工作者，可给予β受体阻滞剂、普罗帕酮、美西律、胺碘酮等治疗，如果药物治疗效果不佳或出现药物副作用不能耐受药物治疗者，可考虑射频消融治疗；部分特殊部位起源的室性期前收缩，如右室流出道、左室流出道或分支性室性期前收缩，射频消融可取得良好的治疗效果。

（2）伴发于心力衰竭急性发作、低钾血症、洋地黄中毒、急性感染、外科手术后应激、慢性支气管炎并感染肺心病的室性期前收缩：首先应控制上述原发病及诱发因素，经治疗后室性期前收缩一般多能缓解；若经控制诱因后期前收缩仍然频发，可考虑应用抗心律失常药物治疗。

（3）急性心肌梗死后早期若出现偶发室性期前收缩，可严密心电监护，不予抗心律失常药物，但如果出现频发室性期前收缩或短阵室性心动过速，或出现R-on-T现象，因有引起心室颤动的风险，宜静脉使用利多卡因或胺碘酮等抗心律失常药物；对于冠心病伴有心肌缺血或陈旧性心肌梗死者，室性期前收缩一般采用β受体阻滞剂治疗，因其有明确的降低患者死亡率的作用，若期前收缩频发可予胺碘酮、索他洛尔等药物治疗，不应使用ⅠC类抗心律失常药物，因其可增加患者死亡率。

（4）器质性心脏病患者的室性期前收缩：因其可增加患者的死亡率，一般应考虑给予药物治疗，首先考虑用β受体阻滞剂治疗；若症状明显，可予胺碘酮等药物治疗，可提高患者生存率。

（蔡梅英　胡建强）

治疗室性期前收缩和室性心动过速的常用药物有哪些?

抗心律失常药物临床上一般分为四类: Ⅰ类为钠通道阻滞剂:有ⅠA类,包括奎尼丁、丙吡胺、普鲁卡因胺等;ⅠB类包括利多卡因、美西律、苯妥英钠等;ⅠC包括普罗帕酮、氟卡尼、莫雷西嗪等。Ⅱ类为β受体阻滞剂:包括美托洛尔、阿替洛尔等。Ⅲ类为钾通道阻滞剂:包括胺碘酮、索他洛尔等。Ⅳ类为钙通道拮抗剂:包括维拉帕米、硫氮䓬酮等。四类药物均可用于治疗室性期前收缩和室性心动过速,但各类药物的治疗侧重不同,不同类型的室性期前收缩及室性心动过速应选择不同的药物。另外,对于室性期前收缩及室性心动过速的治疗,首先应评估室性心律失常的危险性,根据有无器质性心脏病、有无心功能不全、有无冠心病心肌缺血等,来进行危险分层,据此决定治疗措施及是否采取药物治疗或射频消融治疗。尽管在器质性心脏病患者中,室性期前收缩和室性心动过速与猝死有关,可增加死亡率,但抗心律失常药物能否降低猝死率及提高生存率尚有疑问。ⅠC类药物在控制室性心律失常方面疗效虽好,但普罗帕酮、氟卡尼、恩卡尼有严重的促心律失常作用,会增加器质性心脏病患者的猝死率和总死亡率。Ⅱ类的β受体阻滞剂是目前被大量资料所证实,能明显减少心肌梗死后心律失常事件、心肌缺血的发生率和死亡率的有效药物,且毒副作用少,几乎无促心律失常作用,不足的是对室性期前收缩、室性心动过速的抑制作用并不强。Ⅲ类药物胺碘酮也能改善器质性心脏病患者的远期存活率,且对室性期前收缩、室性心动过速有明显抑制作用,也是临床上常用的抗心律失常药物。Ⅳ类药物维拉帕米对心肌梗死后室性心动过速降低死亡率无任何作用,但对于无器质性心脏病的特发性分支性室性期前收缩和室性心动过速具有较好的疗效,也可用于终止Q-T间期正常、由配对间期短的室性期前收缩起始的多形性室性心动过速。

(蔡梅英　胡建强)

室性期前收缩的射频消融效果如何?

射频消融术是近年来心律失常治疗方面具有划时代意义的巨大进展,

早期主要用于阵发性室上性心动过速的根治，经过十几年的探索，现已用于许多快速性心律失常的治疗，在室性心律失常的射频消融方面也取得了巨大进展，但是主要局限于不伴器质性心脏病的特发性室性心律失常方面，其中室性期前收缩在较大的治疗中心可达到90%以上的成功率，而在伴有器质性心脏病的患者中，射频消融治疗效果并不理想。考虑到无器质性心脏病的室性期前收缩预后良好，不增加死亡率，也不增加猝死危险性，无症状时原则上不应使用抗心律失常药物治疗，除非频发期前收缩引起明显症状，影响生活或工作者，可给予 β 受体阻滞剂、普罗帕酮、美西律、胺碘酮等治疗，如果药物治疗效果不佳或出现药物副作用不能耐受药物治疗者，才考虑射频消融治疗。目前选择射频消融治疗室性期前收缩的适应证为：单形性室性期前收缩伴有明显症状；至少使用过三种抗心律失常药物未能成功或不能耐受；不伴有其他类型的心律失常；无明显器质性心脏病或晚期全身性疾病。

（蔡梅英　胡建强）

什么是维拉帕米敏感的室性心动过速？

维拉帕米敏感的室性心动过速又称左心室特发性室性心动过速，又称分支性室性心动过速，特指起源于左后分支分布部位，由左后分支纤维参与的折返性心动过速，因维拉帕米治疗此类室性心动过速效果较好，心动过速终止率达70%，故称为维拉帕米敏感的室性心动过速。该类室性心动过速多见于青中年患者，年龄多在20~40岁，有反复发作病史，各项检查未能发现明确心脏病的证据。发作通常呈持续性，维持数小时甚至数日。心动过速心电图表现为右束支阻滞伴电轴左偏，QRS比较窄，多在100~140毫秒之间，发作时首选静脉使用维拉帕米，也可选用普罗帕酮、胺碘酮，但终止心动过速的效果不及维拉帕米，射频消融治疗可根治本型室性心动过速，成功率达95%以上。

（蔡梅英　胡建强）

对于房颤的治疗需要考虑哪些方面的问题？

房颤的治疗首先要考虑基础疾病，例如甲状腺功能亢进引起的房颤，随着甲状腺功能亢进症病情的好转，房颤大多能自行恢复。其次医生会根据房颤是阵发性还是持续性的、房颤发作的频率和持续时间、患者年龄、基础疾病、既往治疗的用药和效果以及心脏超声和24小时动态心电图等辅助检查的结果，选择治疗的策略（转复房颤或者控制心室率）。还有同样重要的一点是评估患者出现脑卒中的风险，医生会根据患者年龄，基础病是否为瓣膜病变，是否合并糖尿病、高血压、心力衰竭以及是否有过脑卒中或者短暂性脑缺血发作病史，决定是否建议采用华法林抗凝治疗预防脑卒中。

（黄新苗）

什么是房颤节律控制，什么是频率控制？

房颤的节律控制是通过治疗维持正常的心律（即窦性心律），频率控制是使用药物控制房颤发作时过快的心室搏动频率（即平时所说的心率）。房颤最大的风险来源于房颤时心房失去收缩能力而在心耳内形成血栓，血栓脱落导致脑卒中，因此纠正房颤，恢复心房收缩，即可防止与房颤相关的风险。通过药物或电复律等方法使房颤恢复正常心律（节律控制）理论上是一种理想的治疗策略，但临床上许多患者基础疾病难以纠正或者房颤时间长，药物常常不能有效地控制房颤发作。房颤的症状大多与发作时过快的心室率有关，通过药物减慢房颤发作时的心室率（频率控制），也可以使大多数患者的症状缓解或消失。虽然频率控制似乎比节律控制的方法差，但近十多年来多项大型临床试验发现，这两种方法治疗的结果并没有显著的差别。分析原因，除了目前防止房颤发作的药物疗效较差外，药物的不良反应也是重要因素。用于节律控制药物的不良反应通常要比用于频率控制的药物严重，因此如果转复房颤的药物使用一定时间后心律仍不能转复，就应考虑药物无效而换用不良反应较小的频率控制药物，并根据医生的建议是否使用华法林抗凝预防脑卒中。

（黄新苗）

哪些房颤患者适合节律控制？

对于发作频繁的阵发性房颤患者，或者年轻、症状不能耐受的持续性房颤患者，考虑采用节律控制的策略。患者本人的意愿对于医生决定是否采用节律控制的方案也有很重要的影响。对于房颤发作时出现急性左心衰竭、低血压或者预激综合征伴快速心率的患者，应紧急进行房颤复律。目前用于转复房颤的方法有药物复律、同步直流电复律。药物复律对于房颤持续小于1周的患者效果较好；房颤持续1周以上单纯药物复律的效果较差，常常需要同步直流电复律。房颤转复后通常需要长期使用药物预防房颤复发。药物复律的缺点在于总的成功率较低和药物的不良反应，特别是用药后出现其他更严重的心律失常。电复律的即刻成功率高、并发症少，但由于需要全身麻醉，患者常常不愿接受。房颤转复后心房的收缩功能恢复，此时如果左心耳已有血栓形成，左心耳的收缩可能引起血栓脱落并栓塞动脉系统，因此，不管采用哪种方法使房颤转复，都会增加脑卒中的风险。临床上要求房颤持续超过48小时的患者在转复房颤前3周开始口服华法林抗凝治疗，目的就是要保证在转复前的一段时间内没有新鲜的血栓形成（以前的血栓会逐渐机化而不容易脱落）。由于房颤转复后左心耳的收缩功能恢复需要一定时间，因此华法林抗凝治疗要求持续到转复后4周。

（黄新苗）

房颤转复和维持窦性心律常用哪些药物？

常用于房颤转复的药物有胺碘酮和普罗帕酮。胺碘酮起效时间比普罗帕酮慢，但有效率比普罗帕酮高。对于冠心病、心力衰竭的患者，使用胺碘酮比较安全，但胺碘酮心脏以外器官（例如肺、甲状腺）的不良反应较多。普罗帕酮适用于没有冠心病和严重心力衰竭的患者。房颤转复后或者阵发性房颤患者没有发作时，常用于预防房颤复发的药物包括胺碘酮、普罗帕酮和索他洛尔。胺碘酮预防的效果要优于其他药物，但长期使用的不良反应比其他两种药物要多。

目前尚没有预测药物疗效的确切方法，同一种药物可能对一个患者有效而对另一个患者完全无效。目前常用的转复房颤和维持正常心律的药物，对于阵发性房颤患者，有效率大多在50%~70%，也就是说某一种药物用于100个阵发性房颤的患者，大约50~70个患者用药后能控制房颤发作，其余的患者无效。医生主要根据患者的年龄、是否伴有其他疾病、房颤发作的特点以及医生的个人经验选择药物。如果一种药物无效，可考虑换用作用机制不同的另一种药物。

药物疗效的判断也比较困难，医生经常通过询问患者的自我感觉来判断药物是否有效。如果患者感觉服药后房颤的发作消失或者减少了，通常认为药物有效。有时候虽然患者感觉房颤没有再发作，但通过心电图或24小时动态心电图检查，却发现仍有房颤发作，这种情况我们称为无症状的房颤发作，原因可能与药物使房颤发作时心室率减慢有关。虽然服药后房颤从有症状到无明显感觉，但与房颤有关的脑卒中风险并不会下降。相反，有些患者感觉服药后房颤无明显改善，但通过24小时心电图检查却发现房颤没有复发，患者感觉到的心慌等不适是因为心脏期前收缩或与药物相关的不良反应，因此单纯依靠患者的自我感觉来判断药物疗效是不够的，应该结合心电图和24小时动态心电图来综合判断。药物治疗的结果大致上有三种情况：房颤完全控制、发作减少或发作没有变化，前两种情况一般认为治疗有效。房颤的发作频率和发作持续时间我们称为房颤负荷，如果患者用药后房颤发作次数减少或每次发作的时间缩短了，即房颤负荷减少了，通常认为药物治疗是有效的，可以继续使用这种药物。

（黄新苗）

哪些房颤患者适合控制心室率？

对于年龄大、持续时间长、症状不严重的房颤患者，可首选控制心室率治疗。首次发作房颤的患者，大多能在24~48小时内自行转复，治疗的首要目标也是控制心室率。对于药物转复或电复律失败，或者转复后不能长期维持正常心律的患者，也应长期采用控制心室率治疗。一种药物或者合用几种药物可使大多数患者的心率控制在目标的范围内，少数患者使用几种药物并达到最大量后仍不能满意控制心室率，可采用射频消融房室结造成完全性房室传导阻滞，同时安置永久性心脏起搏器。除了使用控制心室率的药物外，治疗的另一个重点是预防脑卒中，应根据患者的年龄、有无脑卒中病史及其他的伴随疾病，决定是否使用华法林抗凝治疗。有的房颤患者心率并不快，日常活动时心率也并不很快，并且患者无明显自觉症状，这种情况就没有必要使用控制心室率的药物，但患者脑卒中的风险同样是存在的，也应该进行预防脑栓塞的治疗。

（黄新苗）

房颤患者的心室率控制到多少范围合适？

对于不能转为正常心律或者维持正常心律较困难的房颤患者，通常的治疗策略包括控制房颤的心室率和预防脑卒中。平时医生用听诊器听到的心率就是心室收缩的频率，房颤时如果测脉搏就会感受到脉搏快慢不一、强弱不一，测到的脉搏频率通常会低于实际的心室率。临床上所说的控制心室率指的是听诊心脏或者心电图检查获得的心率，而不是脉搏的频率。如果患者自测脉搏的频率已经过快了（>100次/分），实际的心室率就更快了，也具有一定的指导意义。一般推荐使用药物控制房颤心率的目标为：休息状态下心率60~80次/分，快步行走或者上楼等日常活动时心率不超过115次/分。控制心室率治疗时没有必要一定要求每位患者都达到上述的目标，但要避免长期过快的心室率。不同年龄和基础疾病的房颤患者，理想的目标心率并不相同，医生会根据患者用药后休息和活动时的症状是否改善，心率的控制情况和动态心电图的结果，综合判断心率的控制是否合适。

（黄新苗）

哪些药物常用于控制房颤心室率？

常用于控制房颤心室率（频率控制）的药物主要有三类：洋地黄类，β受体阻滞剂，钙拮抗剂。洋地黄类主要包括口服的地高辛和静脉用药的毛花苷C，对于控制休息时的心室率效果较好，但起效比较缓慢。常用β受体阻滞剂有美托洛尔、比索洛尔、卡维地洛、普萘洛尔和阿替洛尔，控制活动时的心室率效果较好。钙拮抗剂常用的有维拉帕米和地尔硫草。洋地黄类药物还具有增强心肌收缩力的作用，是临床常用的强心药物，而β受体阻滞剂和钙拮抗剂具有减弱心肌收缩力的作用。β受体阻滞剂和钙拮抗剂还具有降低血压作用，是临床上常用的降压药物。因此对于房颤合并心力衰竭的患者，选用洋地黄类药物较合适，而对于合并高血压的患者，选用β受体阻滞剂或者钙拮抗剂较为合适。有时房颤时心室率控制到目标范围比较困难，常需要合并使用两类或三类药物。用于转复房颤的药物（例如胺碘酮、普罗帕酮等）也具有减慢房室传导、降低心室率的作用，如果和控制心室率的药物合用，应注意监测心率，防止心室率降得过低或者出现房室传导阻滞。有的患者使用转复房颤的药物后心室率得到控制，但房颤并没有转为正常心律，这种情况虽然患者症状得到明显改善，但是仍应判断药物转复房颤无效而换用不良反应较小的控制心室率的药物。

（黄新苗）

治疗房颤的药物有哪些不良反应？

常用的转复房颤和控制心室率药物的不良反应包括两方面：与心脏有关的不良反应（主要为致心律失常作用和加重心力衰竭作用）和心脏以外脏器的不良反应。各种药物常见不良反应如下。

（1）胺碘酮：甲状腺功能异常、肺间质纤维化、心动过缓和传导阻滞、恶心和便秘等。对于已有甲状腺功能亢进或减退的患者，以及肺功能异常的患者，不适合使用胺碘酮。用药后应根据医生的建议定期复查甲状腺功能、胸片和心电图等检查。目前使用胺碘酮的剂量较低，只要定期随访，大多数患者都能长期、安全地使用。

（2）普罗帕酮：心动过缓、传导阻滞、室速和抑制心肌收缩力的作用，对于传导功能异常、病窦综合征、心力衰竭和冠心病的患者不应使用。

（3）索他洛尔：心动过缓和传导阻滞、尖端扭转型室性心动过速（室性心动过速的一种，容易发生室颤和心脏停跳等致命性心律失常），心电图检查Q-T间期可以监测药物的作用和预测不良反应，因此使用索他洛尔最好是在医院内开始，并在使用初期定期监测心电图，了解Q-T间期和有无室性心律失常。

（4）地高辛：窦性停搏、室性心律失常和房室传导阻滞，这些不良反应都与药物过量有关，目前常用的小剂量地高辛（0.125mg/d）对于肾功能正常的患者，较少引起药物过量而出现所谓的洋地黄中毒表现，除了心动过缓和传导阻滞外，洋地黄中毒的表现还有恶心、呕吐、视觉异常等。临床上也可以直接化验血液地高辛浓度来判断是否存在药物过量。对于肾功能减退或尿毒症的患者，即使小剂量使用地高辛，也必须警惕洋地黄中毒。此外，必须注意同时合用其他药物可能会引起地高辛中毒，例如维拉帕米、普罗帕酮和胺碘酮均可增加血液中地高辛浓度而引起中毒反应。

（5）美托洛尔：心动过缓、传导阻滞、低血压、加重心力衰竭和诱发哮喘。对于有支气管哮喘或慢性喘息型支气管炎的患者，不宜使用美托洛尔及其他β受体阻滞剂（比索洛尔、卡维地洛等）。对于合并心力衰竭的房颤患者，使用β受体阻滞剂（只能选美托洛尔、比索洛尔、卡维地洛三种药物中的其中一种）应从小剂量开始。

（6）维拉帕米和地尔硫䓬：心动过缓、传导阻滞、低血压和加重心力衰竭等。与β受体阻滞剂相比，这类药物更适合用于支气管哮喘或慢性阻塞性肺疾病的患者。

（黄新苗）

初发房颤的患者如何急诊处理？

初次发作的房颤患者，通常心率较快，患者心慌等症状比较明显，有的患者还可能会出现气急、低血压等情况。治疗的首要目标是控制过快的心室频率，也就是降低心率。通常使用静脉药物使心室率控制在100次/分以下。一般初次发作的房颤在24小时或48小时大多能自行转为正常心律，因此不必急于使用药物转复。如果患者原有心力衰竭、心绞痛，发作房颤时原有的症状明显加重，可以通过电复律使房颤转复。对于有预激综合征的患者发作房颤或者房颤导致患者出现低血压，也应该使用电复律紧急转复房颤，避免出现危及生命的并发症。在应用控制心室率的药物时，应该注意监测心电图，一旦正常心律恢复，要及时停用相应的药物。对于发作持续48小时以上的房颤患者，还要进行抗凝治疗预防脑卒中。

（黄新苗）

为什么房颤患者需要抗凝治疗？

房颤时心房失去收缩功能，左心耳内血液淤滞，易形成血凝块（血栓），一旦血栓脱落，就会随血液流到全身各处并堵塞动脉血管。最常见的血栓堵塞血管为脑动脉，引起脑卒中，其他常见堵塞的血管为四肢动脉、肠系膜动脉、脾动脉和肾动脉，引起相应的脏器梗死。房颤患者卒中的风险是正常心律者的5~6倍，而风湿性二尖瓣狭窄合并房颤者出现卒中的风险就更高，因此预防脑卒中是房颤治疗中非常重要的一个环节。使用抗凝药物使全身血液不容易凝固，即使左心耳内血液淤滞，也不容易形成血栓，从而可以防止动脉栓塞。研究发现使用华法林抗凝治疗可以减少60%左右房颤并发的脑卒中。

（黄新苗）

房扑也会引起脑栓塞吗？

房扑是一种规则的快速房性心律失常，与房颤时心房失去收缩能力不同，房扑时心房产生有规律的收缩和舒张，但由于房扑时心房的收缩频率相当快，左心耳内的血流比正常心律时要缓慢，因此同样会形成血栓及血栓脱落，引起脑卒中或者其他动脉的堵塞。虽然房扑并发脑卒中的风险可能比房颤低，临床实践中仍能见到因房扑并发的脑卒中，并且许多房扑的患者往往同时合并有房颤发作，因此房扑时也要求预防卒中治疗。目前对房扑患者预防脑卒中推荐的方法和房颤是一样的，也是使用华法林或者阿司匹林预防。

（黄新苗）

房颤并发脑栓塞的危险因素有哪些?

所谓房颤并发脑栓塞的危险因素指的是房颤时如果存在这些因素,患者并发脑卒中的机会就会增加。危险因素越多,出现卒中的概率就越高,也就越有必要采用预防卒中的措施。房颤患者并发脑栓塞的危险因素包括:风湿性二尖瓣狭窄、人工心脏瓣膜置换术后、年龄>65岁、糖尿病、高血压、心力衰竭、曾有脑卒中或者短暂脑缺血发作史。根据危险因素的程度和数目,房颤患者又可以分为高危、中危和低危三类。房颤并发卒中的高危人群包括:①曾有缺血性卒中、短暂性脑缺血发作或体循环血栓栓塞史。②年龄>75岁且伴有高血压、糖尿病或血管病变。③临床有心脏瓣膜病变、心力衰竭。房颤并发卒中的中危人群包括:年龄在65~75岁,不伴危险因素者;年龄<65岁伴有糖尿病、高血压或血管病变。房颤并发卒中的低危人群包括:年龄<65岁,不伴有中危或高危因素。根据卒中危险分类有助于医生选择预防脑栓塞的措施,例如以往有缺血性卒中病史、短暂性脑缺血或体循环血栓栓塞史的患者,每年发生卒中的概率超过12%,因此这类患者属于并发卒中的高危人群,应该积极使用华法林抗凝治疗。

(黄新苗)

房颤患者并发脑梗死时该如何急救?

脑梗死最常见的症状包括突发偏瘫、失语、口角歪斜等,在生活中通常表现为无缘无故跌倒继而发现同侧手脚无力麻木,或突然无法正常交流,甚至意识不清。房颤继发的脑梗死往往病情更重,若不及时治疗,很可能导致严重残疾甚至威胁生命,这是由于脑组织供血动脉突然堵塞造成的,如果能及时恢复缺血区域血流灌注,则有可能使症状得到缓解。目前开通血管的方法包括药物和微创手术,前者是指静脉使用溶解血栓的药物,优点是易于实现,然而效果并不确切,并且存在脑组织及全身其他部位出血风险;后者是指神经介入医生借助X线直视闭塞血管,利用特制器械,通过经肢体动脉的"远程操作",将堵塞血管的血栓取出,通常成功率更高,技术要求也更为严格。然而,是否适合再通治疗及选用何种治疗方式,应当由专业医师进行抉择。

总之，房颤患者一旦出现以上症状，家属应当争分夺秒将其送至有能力进行溶栓、取栓的卒中中心，尽可能使患者在3小时内接受专业医师的评估和治疗。

（杨鹏飞）

房颤时如何预防脑栓塞？

通过治疗基础疾病、射频消融或者药物彻底治愈房颤，是预防脑栓塞的最好办法。目前临床上除了射频消融具有较高的成功率外，药物治愈房颤的比例较小，因此对于大部分患者来说，通过药物治疗预防脑栓塞可能是更重要的治疗目标。目前预防脑栓塞的主要方法是口服华法林抗凝治疗，阿司匹林和氯吡格雷等抗血小板具有一定的作用，但即使这两种药物联合使用，预防脑卒中的效果也不如华法林。临床医生一般根据房颤患者的卒中危险因素决定是否使用华法林抗凝治疗，患者的个人意愿和医疗条件也是需要考虑的因素。2006年美国心脏病学会（ACC）/美国心脏病协会（AHA）/欧洲心脏病学会（ESC）发表的房颤指南中把卒中的危险因素分为低危、中危和高危（表5-1）。对于没有危险因素的房颤患者，推荐使用阿司匹林（81~325mg/日）；对于有一项中危因素的患者，推荐使用阿司匹林（81~325mg/日）或者华法林（维持INR 2.0~3.0）；对于有任何一项高危因素，或者两项或两项以上中危因素的患者，推荐使用华法林（维持INR 2.0~3.0）。国外大规模的临床研究证实，华法林抗凝强度为INR 2.0~3.0时，可以使脑卒中的年发生率从4.5%降至1.5%，相对的危险性降低68%，但并不明显增加脑出血的风险。

表5-1　2006年ACC/AHA/ESC房颤并发卒中或者动脉栓塞危险因素分类

低　危	中　危	高　危
①女性	①年龄 ≥ 75 岁	①二尖瓣狭窄
②年龄65~75岁	②高血压	②人工心脏瓣膜
③冠心病	③糖尿病	③曾有脑卒中、短暂性脑缺血
④甲状腺功能亢进症	④充血性心力衰竭或者心脏超声检查左室射血分数 ≤ 35%	发作或者动脉栓塞病史

　　房颤并发脑卒中时血栓大多来源于左心耳，可以通过外科切除（或缝扎）左心耳或者通过导管技术封堵左心耳，使左心耳和循环系统隔离，即使左心耳有血栓形成，也不会脱落引起脑卒中等并发症。但这些技术由于创伤大或者正处于研制阶段，目前临床上还不能大规模使用。

（黄新苗）

房颤患者预防脑卒中应选择华法林还是阿司匹林？

　　目前预防房颤脑卒中的药物有抗凝药和抗血小板药两大类。临床上常用的抗凝药物为华法林，抗血小板药物为阿司匹林和氯吡格雷等。由于房颤脑卒中的血栓大多是由于局部血液淤滞在左心耳内形成的，因此抗凝药物的效果要比抗血小板药物好。有5个大型房颤抗凝试验中，未抗凝的对照组卒中的年发生率为4.5%，华法林治疗组卒中的年发生率下降到1.4%（平均危险下降68%，男性危险下降60%，女性危险下降84%），阿司匹林每天325mg，可使卒中危险性下降40%，而大出血的年发生率对照组为1%，阿司匹林组为1%，华法林组稍高为1.3%。另有报道显示，房颤患者中抗凝治疗对预防缺血性脑卒中的效果较阿司匹林强50%，但由于华法林的药效个体差异大，服药后必须根据血液的INR结果来调节剂量，用药不足会失去预防脑卒中的作用，而过量又可能导致严重的出血并发症。很多患者因为不愿意频繁抽血或者害怕药物过量导致脑出血而拒绝使用华法林，许多医生也担心药物引起出血并发症而不愿建议患者使用华法林，因此目前临床上有相当多应该使用华法林的房颤患者仅使用了阿司匹林或者没用任何预防脑卒中的药物。阿司匹林具有无须抽血监测、使用方便的优点，对于预防房颤并发脑卒中具有一定的效果，但阿司匹林同样具有出血的并发症，因此，对房颤患者选用华法林还是阿司匹林，要根据患者发生卒中的危险度高低来决定。对于有任何一项高危因素，或者两项或两项以上中危因素的患者，必须使用华法林。对于没有危险因素的患者，可以考虑使用阿司匹林。对于仅有一项中危因素的患者，可以根据患者的实际情况和患者的意愿，使用阿司匹林或者华法林，但无论使用阿司匹林还是华法林，都要求达到目标剂量，即阿司匹林（81~325mg/日）或者华法林（维持INR 2.0~3.0）。虽然华法林的剂量个体差异很大，但并不是不可预测的，只要患者按照医生的要求定期抽血化验INR，并根据INR调整药物剂量，出现严重出血并发症的可能性并不大，完全可以长期、安全地使用。同时合用华法林和阿司匹林可能会增加抗血栓的效果，但出血的并发症会显著增加，一般不建议两种药物同时使用。

（黄新苗）

房颤抗凝治疗有哪些禁忌证？

一些患者不适合使用华法林抗凝治疗，主要包括：①各种原因不能坚持监测血PT/INR的患者。②严重肝或肾功能异常的患者。③已有凝血功能异常的患者（如血小板减少或者血友病患者）。④有活动性出血的患者（例如消化道溃疡伴出血）。⑤有颅内出血病史的患者。⑥对华法林过敏的患者。

（黄新苗）

什么是INR？

INR是国际标准化比值的英文缩写，是根据凝血酶原时间（PT）和所用试剂的国际敏感指数（ISI）计算出来。抽血化验凝血指标所得的直接结果为凝血酶原时间，不同批次试剂的凝血酶原时间的正常值并不一样，单纯采用凝血酶原时间作为抗凝指标缺乏可比性，因此需要把化验获得的凝血酶原时间值和所用批次试剂的国际敏感性指数结合起来，即目前广泛使用的INR。INR的正常范围是0.8~1.2，不受试剂批次的影响。当服用华法林后，血INR逐渐延长，一般要求用药后INR维持在2.0~3.0之间，才能切实地发挥预防脑卒中的作用。若INR低于2，预防作用减低或消失；当INR大于3以上时，出血的风险就会增加。

（黄新苗）

口服华法林的患者如何监测血INR？

华法林开始使用有给予负荷量或维持量两种方法，一般情况大多以维持量法开始使用，即以每天1片开始。无论使用哪种方法，用药前都必须先抽血化验INR，给予维持量开始使用时，一般要求在用药后3~5天后复查INR，7天、10天后再抽血复查INR，医生会根据INR调整药物剂量和决定下次抽血的时间。通常每次调整药物剂量为增加或者减少1/4片，每次调整药物后1周内必须复查血INR。如果药物剂量不变的情况下间隔1周的2次血INR结果接近并且在要求的范围内（INR2.0~3.0），可以认为药物剂量是合适的，并可延长抽血时间为2周1次，如果血INR仍维持稳定，以后可以每月检查1次。当患者因其他情况需要增加或减少其他药物时，除非明确这种药物不会影响华法林的效果，否则必须在改变用药后3~7天内复查INR，并缩短监测INR的时间间隔。服用华法林抗凝的患者任何时候出现牙龈、皮下、小便出血、大便像柏油样发黑或者便血时，需先停服华法林并及时去医院化验血INR。如出现头痛、呕吐或神志不清等情况时，应急诊到医院就诊，并告知医生服用华法林的情况。

（黄新苗）

哪些药物可以影响华法林的抗凝效果？

不同的药物通过多种机制影响华法林的抗凝效果，服用华法林的患者加用或者停用任何一种其他药物时，都必须考虑可能对华法林的抗凝效果产生影响。常见可以增强华法林效果的药物包括阿司匹林、水杨酸钠、胰高糖素、奎尼丁、吲哚美辛、保泰松、奎宁、利尿酸、甲磺丁脲、甲硝唑、别嘌醇、红霉素、氯霉素、某些氨基糖苷类抗生素、头孢菌素类、西咪替丁、氯贝丁酯、右旋甲状腺素、对乙酰氨基酚等。降低华法林抗凝作用的药物：苯妥英钠、巴比妥类、口服避孕药、雌激素、考来烯胺（消胆胺）、利福平、维生素K类、氯噻酮、螺内酯、扑痛酮、皮质激素等。因此服用华法林的患者在加用或者停用这些药物后，都必须及时复查INR，调整华法林的剂量。服用华法林的患者加用一些活血的中药或者中成药时，也必须注意可能增加华法林的作用，用药前应向医生咨询。一些成分不明的保健品也尽量不要同时使用。

（黄新苗）

哪些食物对华法林的抗凝作用有影响？

华法林通过抑制维生素K依赖的凝血因子而发挥作用，摄入维生素K会减弱华法林的抗凝效果。常见维生素K含量比较丰富的食物包括藻类、菠菜、甘蓝、卷心菜等，因此如果进食大量这些富含维生素K的食物，就会降低华法林的抗凝效果，但平时只要注意均衡饮食，少量进食这些蔬菜并不会引起INR较大的波动。另外，一些具有活血作用的食物包括辣椒、大蒜、生姜、洋葱等，以及常用的中药包括蒲公英、橘皮、甘草、人参、芦荟等，也应少用或者不用。

（黄新苗）

使用华法林的患者需进行外科手术时如何调整？

华法林的抗凝作用使外科手术不容易止血，并且华法林半衰期较长，停药后5~7天抗凝作用才消失，因此准备接受外科手术的患者，术前应向医生详细说明使用华法林的剂量和时间。如果是曾经接受外科置换机械瓣膜的患者，或者具有栓塞高危因素的患者，医生一般会在术前5~7天停用华法林，同时使用低分子肝素或普通肝素替代抗凝。与华法林不同，停止肝素后其抗凝作用消失较快，因此术前停用肝素一段时间后就可以进行外科手术而不会增加出血风险。对于其他的房颤患者，停用1周华法林引起栓塞的风险并不大，医生会根据具体情况决定是否需要使用肝素替代治疗。术后如无出血风险，应尽早恢复使用华法林。

（黄新苗）

房颤患者服用华法林时的注意事项有哪些？

使用华法林时最重要的一点是必须定期监测血PT/INR，维持INR在治疗范围内。过低的PT/INR起不到预防卒中的作用，而过高的PT/INR容易引起出血并发症。由于每个患者对华法林的反应不同，有的患者每天1/4片华法林就能到达目标的INR值，而有的患者需要2片或者更多的华法林才能达到目标INR值，造成这些差异的原因部分与遗传有关系。开始使用华法林时，通常需要频繁抽血查PT/INR，患者应严格按照医生的要求定期化验PT/INR。由于食物和身体状况都会影响华法林的作用，因此达到目标INR值并稳定以后，仍需要至少每个月检查1次PT/INR。华法林抗凝治疗后患者容易出血，因此患者应避免受伤，特别是头部受伤容易引起颅内出血。平时应注意观察皮肤、口腔、小便有无出血情况，如存在出血表现，应及时到医院检查PT/INR。一些绿叶蔬菜含有较多的维生素K，会减弱华法林的效果，平时应注意均衡饮食。许多药物都会影响华法林的效果，例如房颤常用的胺碘酮（可达龙）能显著增加华法林的抗凝作用，加用胺碘酮时应及时复查PT/INR并相应减少华法林的剂量。服用华法林的患者加用任何药物或保健品时都应该考虑对华法林抗凝效果的影响，用药前应仔细阅读说明书并咨询医生。对于准备接受手术的患者（包括门诊拔牙等小手术），术前应告知手术医生目前正在服用华法林抗凝，并咨询心内科医生如何调整用药。

（黄新苗）

新型口服抗凝药物有哪些？

新型口服抗凝药与华法林一样具有抗凝、预防脑栓塞的作用，但无须频繁抽血化验和调整药物剂量，并且受其他药物和食物的影响较小。目前已上市的用于预防房颤脑栓塞的新型口服抗凝药物包括达比加群酯胶囊（泰毕全）和利伐沙班片（拜瑞妥）等。多项研究显示这些新型口服抗凝药物的疗效不低于或者优于华法林，是理想的华法林替代药物，只是目前价格仍比较高。

（黄新苗　郑　兴）

老年房颤患者使用华法林时应注意哪些问题？

随着年龄的增加，房颤的发病率也增加，并且年龄是房颤并发脑卒中的独立危险因素，特别是75岁以上的老人更易发生房颤导致的脑栓塞，因此对于75岁以上的高龄房颤患者，使用华法林抗凝治疗尤为重要。研究发现，高龄患者使用华法林比年轻人更容易出现严重出血等药物的不良反应，原因可能与老年患者肝、肾功能下降，服药不规律（过量服药或忘记服药），容易受外伤，因行动不便等原因不能坚持化验血INR有关，并且老年患者常伴有脑动脉粥样硬化、高血压等情况，更易出现脑出血，因此，老年高龄患者服用华法林时应加强管理和监测。老年人使用华法林应从小剂量开始，逐渐增加剂量，目标INR应维持在推荐范围的低限（1.8~2.5）。如果患者不能很好地遵守医嘱服药，家属应每天检查患者的用药情况，避免误服过量的华法林，并且应定期（至少每月1次）带患者到医院检查血INR。

（黄新苗）

什么是左心耳封堵术？

房颤时左心耳收缩功能丧失和血液淤滞常导致血栓形成，一旦血栓从左心耳脱落，便可引起脑梗死或其他血栓栓塞事件，是房颤患者发生致死或致残的主要原因。从循环系统中隔离左心耳，可以预防绝大多数房颤导致的脑中风。外科手术结扎/切除左心耳可显著减少房颤并发的脑中风。近年来随着技术的进步，通过微创的方法经过导管放置一个金属封堵器到左心耳，也可以达到闭合左心耳、降低房颤患者脑梗死风险的目的。同时，由于左心耳已被封堵，患者无须长期口服华法林等抗凝药物来预防脑中风，为房颤的治疗提供新选择，特别适用于不能使用抗凝药物或者使用抗凝药物出血风险大的患者。

（黄新苗　郑　兴）

房颤经导管射频消融治疗的机制是什么？

房颤的发生机制目前存在两种学说：一种是局灶激动学说，另一种是多子波折返学说。局灶激动学说认为房颤的发生是由于心房内存在发放电冲动的局灶点，由于这些电冲动的频率相当快，在心房肌的传导不规则，因此出现了房颤，有人把这些局灶点称为房颤发作的"种子"。多子波折返学说认为房颤时心房内同时存在多个围绕不同点转动的电波，心房的不同区域各自为"政"，因此整个心房失去协调一致的电冲动和收缩，产生多子波折返的原因与心房肌本身有关，有人称为房颤的"土壤"。射频消融治疗的策略主要是针对这些房颤的"种子"和"土壤"。由于引起房颤发作的局灶激动大多来源于肺静脉和左心房的连接部位，因此通过射频消融把肺静脉和左房之间电连接打断，就可以阻止局灶激动从肺静脉传导到心房，房颤也就不再发作了，这种射频消融的手术方法称为肺静脉隔离术。后来的研究发现，除了肺静脉，与心脏相连接的其他静脉，包括上腔静脉、冠状静脉也可以发放局灶激动引起房颤，有时也进行这些静脉的隔离。针对房颤的"土壤"，目前可以进行线性消融和碎裂电位消融等方法，对于慢性房颤，在静脉隔离的基础上加这些消融方法，可以进一步提高手术的成功率。由于房颤的发生还有其他机制，因此单纯针对局灶激动进行的静脉隔离手术或者静脉隔离加线性消融和碎裂电位消融并不能100%治愈房颤。有研究发现，房颤的发作还与调节心脏的交感/迷走神经有关，因此又出现射频消融神经节治疗房颤的方法。

（黄新苗）

哪些房颤患者适合经导管射频消融治疗？

由于不同类型房颤的发病机制不一样，因此射频消融的成功率也不同，并且房颤射频消融手术的费用较高，因此并不是所有房颤患者都适合经导管消融手术。目前认为房颤消融的适应证为：症状明显的阵发性或慢性房颤（<5年），年龄<70岁，曾用一种或一种以上抗心律失常药物无效，心脏超声左心房直径<50~55mm。不适合接受房颤导管消融的情况

包括：①存在可纠正的病因：甲状腺功能亢进症、二尖瓣狭窄。②存在左心耳血栓。③肺切除术后或严重肺动脉高压。④严重的基础心脏病或伴随疾病。⑤存在抗凝禁忌证。⑥拟接受心脏外科手术（可行外科术中消融）等。不同医院对房颤消融的经验和对消融技术的掌握程度不同，因此对适应证的认识可能也不一致，医生会根据专家的共识和自己的经验来决定哪些患者适合接受导管消融手术。随着对房颤发病机制的进一步认识和导管消融技术的完善，相信导管射频消融治疗房颤的适应证会逐渐拓宽。

（黄新苗）

进行射频消融治疗的房颤患者术前需做哪些准备？

准备接受导管射频消融的房颤患者，术前需进行一些必要的检查，包括左心房的CT检查了解心房和肺静脉的结构，经食管心脏超声了解左心耳有无血栓，还有甲状腺功能、PT/INR、经胸心脏超声、动态心电图等术前常规检查。医生还会指导患者术前停用抗心律失常药物5个半衰期以上，并停用抗血小板药物。对于有血栓形成危险因素的患者和慢性房颤患者，要求术前使用华法林预防血栓至少1个月以上，并在术前5天用肝素替代华法林，以预防术中、术后出现脑卒中。手术前一晚上患者应充分休息，如因担心手术而失眠，应及时告诉医生，医生会根据情况进行说明或者给患者口服镇静安眠药物。术前8小时需禁食，由于手术时间较长，一般术前需进行留置导尿。

（黄新苗）

房颤经导管射频消融治疗是如何进行的？

各个医院采用导管消融的术式和使用的仪器不尽相同，但手术的步骤大致类似。首先局部麻醉后分别穿刺颈内静脉（或者锁骨下静脉）放入冠状窦电极。再穿刺股静脉，进行房间隔穿刺，建立从股静脉到左心房的通道，射频消融的导管从这一通道进入左心房。随后构建三维左心房结构，分别标出左右、上下肺静脉开口的位置。然后根据三维影像进行单纯肺静脉隔离或者肺静脉隔离加线性隔离和碎裂电位消融等。根据医生的习惯不同，有的医院术中使用全身麻醉，有的医院使用静脉镇静药物和止痛药物。目前国内大多数医院采用镇静药物和止痛药物，患者术中是清醒的，并且随时可以和手术医生交流。

（黄新苗）

射频消融治疗房颤可能出现哪些并发症？

由于房颤导管消融需要穿刺房间隔，并且心房损伤的范围较大，因此一般认为房颤导管消融的并发症多于其他疾病导管消融的并发症。可能出现的并发症包括心包填塞、肺静脉狭窄、心房–食管瘘、脑卒中、外周动脉栓塞、膈神经损伤、穿刺部位血肿等。一些并发症可能危及生命，例如急性心包填塞和心房–食管瘘。一些并发症可能在术后逐渐出现症状，例如肺静脉狭窄，患者可能出现胸痛、呼吸困难、咳嗽、咯血、反复肺部感染和肺动脉高压等症状，如果术后患者出现这些症状，就诊时应及时告诉医生曾经接受过房颤导管消融的病史，以免误诊。

（黄新苗）

目前房颤的射频消融治疗效果如何？

如果房颤消融手术3个月后不服用抗心律失常药物房颤也不发作，一般认为手术成功。采用目前主流的射频消融方法，经过一次手术的成功率，在阵发性房颤可达60%以上，慢性房颤大约为30%~50%，如果复发的患者接受二次或多次手术，总的成功率会更高。由于房颤消融需要在心房内造成许多点状透心房壁的损伤，这些点排列成线就是所谓的消融线，如果某一点损伤恢复，就会造成消融线的漏洞，就可能导致房颤复发，因此相当部分患者需要接受第二次手术，标测消融线上的漏洞并再次进行消融。一些接受导管消融的房颤患者，虽然术后仍有发作，但发作的频率或持续时间显著减少（即所谓的房颤负荷减少）。还有一些患者术前对药物预防房颤无效，术后虽然房颤仍发作，但同样的药物却能有效地控制房颤发作。因此总的来说，导管消融对于大部分房颤患者（特别是阵发性房颤患者）是有效的。

（黄新苗）

射频消融治疗失败后可以进行再次手术吗，一般在多长时间后进行？

导管消融治疗房颤存在一定的复发率，研究发现复发或者无效的病例大多与消融线上存在漏点有关，如果把这些漏点的地方进行再次手术消融，会大大提高总的成功率。房颤术后3个月被称为"空白期"，这段时间内有的患者房颤仍反复发作，部分患者发作较术前频繁，但空白期内复发房颤并不一定表示手术不成功。研究发现空白期发作房颤的患者，约60%在3个月后不再发作房颤。一般认为房颤是否消融成功需要在3个月后判断，因此如果术后房颤复发需进行第二次手术，一般在3个月后进行。空白期发作房颤可以先口服抗心律失常药物治疗并观察。

（黄新苗）

房颤消融治疗后出现房扑、房性心动过速的原因是什么？

房颤消融后部分患者房颤不再发作，但会出现房扑和（或）房性心动过速。由于房扑、房性心动过速时心房频率规则，传导到心室的频率可能比房颤时要快，引起更快的心跳，因此患者的症状可能比房颤发作时还要明显。消融术后出现房扑、房性心动过速的原因是由于手术造成心房的电学屏障有利于电折返传导，损伤范围越大越容易引起房扑和房性心动过速，因此慢性房颤的射频消融由于损伤范围大，术后出现房扑和房性心动过速的比例明显高于阵发性房颤。随访研究发现，术后出现的房扑、房性心动过速，约1/3可在3~6个月后自行消失。如果术后的房扑、房性心动过速持续存在，可进行再次射频消融手术治疗。

（黄新苗）

什么是冷冻球囊消融？

冷冻消融是通过液态制冷剂的吸热蒸发，使目标组织因低温而遭到破坏，达到治疗心律失常的目的。射频消融和冷冻消融都是使局部心肌组织坏死而达到消除心律失常，所不同的是射频消融是通过热，而冷冻消融是通过冷发挥作用。肺静脉电隔离是目前房颤消融技术的基石，射频消融时导管需围绕肺静脉口进行逐点消融，连接成线而达到电隔离的目的。冷冻球囊导管是专为肺静脉电隔离设计的，球囊贴在肺静脉前庭位置一次性形成环状消融线，使得手术更为快捷、简单和精准。对于阵发性房颤，只要隔离肺静脉就完成介入手术，因此是冷冻球囊消融较好的适应证。对于持续性房颤，除了肺静脉隔离，还需要在心房其他部位消融，因此射频消融更有优势。

（黄新苗　郑　兴）

什么是房颤的外科迷宫手术？

外科迷宫手术是一种心脏直视手术，通过"切和缝"分割心房组织，达到消除房颤的目标。基于房颤机制中的多子波折返学说，要有足够大的心房组织容纳一定数目的子波，房颤才能维持。迷宫手术的原理就是把心房壁分割成小块，房颤就不能维持，但心房的各个小块之间仍存在电学连接才能使心房收缩协调一致。术后心房内的电传导路径类似迷宫，因此称为迷宫手术。外科迷宫手术治疗房颤的成功率比射频导管消融高，但由于需切开胸廓进行心脏手术，创伤大，常常在因其他情况（例如风湿性心脏瓣膜病伴房颤患者进行换瓣手术）接受心脏外科手术时进行迷宫手术。

（黄新苗）

病态窦房结综合征可用哪些药物治疗？

对病态窦房结综合征（简称：病窦综合征）目前尚无满意的药物治疗。治疗药物分为两类：一类是提高心室率的，另一类是抗凝的。提高心室率的药物主要有阿托品、茶碱和沙丁胺醇，主要用于缓解急性的严重心动过缓的症状。

（1）阿托品：静脉给予阿托品可以提高大部分病窦综合征患者的心率，但很少可以将心率提高到90次/分。口服阿托品也可以提高病窦综合征患者的心率，但由于有口干、视物模糊，尚可导致老年男性患者排尿困难，因此患者很难能耐受这些副作用，临床上基本不用。

（2）茶碱：可改善病窦综合征患者的窦性停搏、窦性心动过缓及其相应症状。由于白天活动，心率不至于太慢，晚上睡眠时心率会更慢，所以一般在晚上服用1片长效氨茶碱，对夜间明显的心动过缓有好处。

（3）沙丁胺醇：为 β_2 受体兴奋剂，可提高心率，但有加重心肌缺血和诱发室性心律失常的危险，现已少用。

（4）心宝：是一种中药制剂，能提高心率，而且副作用相对较少。

当慢-快综合征发生阵发性房性心动过速、心房扑动、房颤时，用抗这些心动过速的药物往往会加重心动过缓，所以选用药物要非常慎重。在快速性心律失常发作时可选用下列药物：毛花苷 C 0.2mg 静脉注射或地高辛 0.25mg 口服，主要是使加快的心室率有所减慢，但当快速性心律失常终止时，可能出现更严重的窦性心动过缓、窦房阻滞、窦性停搏。因为毛花苷 C 或地高辛可使迷走神经的兴奋性增高，会加重心动过速对窦房结的超速抑制。胺碘酮也可控制心动过速，有时还能终止心动过速，但转复窦性心律后心率会减慢10%，使本来已经缓慢的心率变得更慢，因而应尽量避免应用。由于慢-快综合征患者非常容易发生血栓栓塞，因此，所有慢-快综合征患者均需服用华法林或阿司匹林抗栓治疗。

（郑　兴）

什么是人工心脏起搏？

人工心脏起搏是指通过人工心脏起搏器（简称：起搏器），用特定频率的脉冲电流，经过导线和电极刺激心脏，代替心脏的起搏点引起心脏搏动的治疗和诊断方法。主要用于治疗缓慢性心律失常，也可用于治疗快速性心律失常。

（郑　兴）

永久性心脏起搏器是如何工作的？

人工心脏起搏的生理基础是心肌对各种形式的微电流刺激可产生收缩反应。起搏器通过发放一定形式的电脉冲，经过导线和电极传递，刺激心肌使心脏兴奋和收缩。能引起心脏（心肌）稳定而有效除极的最小输出的电能量称为起搏阈值，以电压 V（伏）表示。起搏阈值的高低主要取决于心肌的状况（炎症反应、缺氧、缺血）、电极部位的电流密度以及起搏脉冲的宽度（通电时间）。电解质紊乱、某些药物作用、饮食、睡眠等也影响起搏阈值。

心脏起搏可用于缓慢性心律失常和快速性心律失常的治疗。当患者心动过缓时，起搏器发放的阈上脉冲将夺获心脏而维持稳定的心率。当患者心动过速时，起搏器可发放较高频率的脉冲，夺获心脏，使异位兴奋灶的输出阻滞（超速抑制）；或发放与原心动配对适当的单脉冲、双脉冲、成串脉冲，正常速率竞争刺激，打断折返途径，消除心动过速。

（郑　兴）

心脏起搏器分几类，是如何命名的？

起搏器分为临时性起搏器和永久性起搏器，前者用于急救或治疗可逆性的严重心动过缓或三度房室传导阻滞，后者用于治疗不可逆性的严重心动过缓和高度房室传导阻滞。临时性起搏器的电极比较硬，与体外的起搏器相连接，当心动过缓或传导阻滞恢复为正常心律后，临时性起搏器的任务就完成，拔出临时起搏电极就可以了。永久性起搏器也称为埋藏式起搏器，起搏电极和起搏器连接固定后都埋藏在体内。永久性起搏器根据电极放置的心腔和电极是一根、两根还是三根，分为单腔（右心房或右心室）起搏器，双腔（右心房和右心室）起搏器或双心室（右心房、右心室和左心室）起搏器。单腔和双腔起搏器又根据有无频率应答功能分为有频率应答功能和无频率应答功能的单腔和双腔起搏器。由于比较复杂，有关学术机构制定了专门的起搏器命名代码来命名起搏器和它的起搏模式，目前普遍采用北美心脏起搏电生理学会（NSPE）和英国心脏起搏电生理组织

（BPEG）于1987年共同制定的起搏识别代码，称为NBG代码（表5-2）。

表5-2　NBG起搏器编码

代码位置	1	2	3	4
作用部位、功能	起搏心腔	感知心腔	反应方式	程控、频率应答、遥测功能
编码字母意义	V.心室 A.心房 D.双腔 O.无 S.单心腔	V.心室 A.心房 D.双腔 O.无 S.单心腔	I.抑制 T.触发 D=I+T	O.无 P.简单程控 M.多程控 C.通讯（遥测） R.频率应答

例如：VVIR，表示心室起搏，心室感知，反应方式为抑制型，有频率应答功能；VVDR，表示为心室起搏，心室感知，反应方式为抑制型或促发型，有频率应答功能。

（郑　兴）

什么是单腔起搏器？

（1）AOO与VOO型：仅起搏心房或心室而无其他功能，又称固定频率型起搏器。起搏器以固定频率（非同步）发放起搏脉冲刺激心室（VOO）或心房（AOO），当脉冲刺激落在自身心率的不应期以外时，夺获心房或心室激动。目前仅临时用于测试磁铁频率或用于竞争起搏终止某些心动过速。

（2）VVI型：为R波抑制型心室起搏器，又称心室按需型起搏器。特点是能感知心室自身活动，当自身心率低下时，能按一定的"起搏间期"发放起搏脉冲。自感知到发放第一个起搏脉冲的间期称"逸搏间期"。逸搏间期长于起搏间期称为"滞后"，可使患者有可能在起搏器发放刺激脉冲前维持低于起搏频率的自身心搏。VVI起搏的基本时限包括心室不应期和下限频率时限。VVI起搏器的缺点是不能保持房室同步及运动时提高心率。

（3）AAI型：AAI起搏原理与VVI一样，只是把电极置于心房，由于心房电活动比心室电活动小，AAI型起搏器的感知灵敏度需比VVI型高。为了避免感知远场的心室电活动，应设置较长的不应期（400毫秒）。适用于病窦综合征伴房室传导正常者。

（郑　兴）

什么是双腔起搏器？

（1）DDD型：又称房室全能型，是具有房室顺序起搏、心房心室双重感知以及触发抑制双重反应的生理起搏器。DDD起搏器根据自身心律的变化可自动转换成四种不同的起搏方式：①自身心房率高于心房起搏频率，房室传导正常，即自身P–R间期<起搏器A–V间期时，则房室起搏都被抑制，表现为窦性心率。②自身心房率高于心房起搏频率，有房室传导障碍时，则呈心房同步心室抑制型心室起搏（VDD）。③自身心房率低于心房起搏频率，房室传导正常时，则心房起搏并通过自然的房室传导途径使心室激动（AAI起搏）。④自身心房率低于心房起搏频率，房室传导障碍时，则房室顺序起搏（DVI）。这样，通过不同的起搏方式保持生理性的房室收缩顺序，无任何房、室竞争心律出现。当心房率超过上限频率限度时，如伴有室房逆传，采用延长TARP产生房室阻滞；如不伴室房逆传，采用延长AVD产生假性文氏现象来控制室率。

（2）DVI型：又称为心室抑制型房室顺序起搏器。房室顺序起搏以全或无的方式发生，即房室顺序刺激总是一起发生，当感知自发的心室激动后，则房室刺激脉冲发放同时被抑制。

（3）VDD型：又称心房同步心室抑制型起搏器，近年来发展较为迅速。由于只采用一根电极导线，有别于DDD起搏器。一般要求心室电极固定并有一合适弧度跨越三尖瓣口，心房漂浮电极处于右房中部能上下移动。为使起搏器尽可能多地感知P波，应尽量调低下限频率，以保证在较低频率时，仍能维持房室间的正常激动顺序。

（4）DDI型：该起搏器虽然对心房有感知功能，但对快速房率的反应不会引起心室起搏频率增加，心室起搏频率相同于下限频率，无心房拖带现象。因此，DDI适用于病窦综合征伴阵发性房性快速心律失常的患者。目前多数DDD或DDDR起搏器当发生室上性心动过速时，有自动起搏模式转换功能，转变成非心房跟踪模式如VVI、VVIR、DDI、DDIR，一旦快速性心律失常停止，又能转变成自动心房跟踪模式DDD或DDDR。

（郑　兴）

哪些情况需要安置临时性起搏器？

需要安置临时性起搏器的情况主要有：①阿-斯综合征发作：房室传导阻滞、窦房结功能衰竭等各种原因引起的心脏停搏所导致的阿-斯综合征发作，都是紧急临时起搏的绝对指征。②急性心肌梗死、急性心肌炎、药物中毒、电解质紊乱等疾病时出现的缓慢性心律失常。③心脏直视手术引起的房室传导阻滞。④心脏起搏传导系统功能不全的患者拟施行大手术、心血管造影检查或心律转复治疗时可安置临时性起搏器保护。⑤心律不稳定的患者在安置或更换永久性起搏器之前，可先做临时起搏以保证安全。⑥急性心肌梗死，特别是急性下壁心肌梗死，在做急诊冠状动脉球囊扩张和放置冠脉内支架的时候，需要常规放置临时性心脏起搏器，因为这类患者在堵塞的血管开通后会出现明显的心动过缓和血压下降。

（郑　兴）

哪些患者需植入永久性心脏起搏器？

凡心动过缓引起下述症状如头晕、黑蒙、晕厥、疲劳、活动耐力降低、心力衰竭，排除病因可纠正的短暂性心动过缓如药物、电解质紊乱、急性心肌炎、急性下壁心肌梗死等，均应考虑安装永久性起搏器。目前由于对多数患者的永久性心脏起搏的适应证已很明确，但对少部分患者尚有不同意见，因此将植入心脏起搏器的适应证分为三类：Ⅰ类，无争议的，公认必须行永久性心脏起搏者；Ⅱ类，永久性心脏起搏虽对患者有益，但对其必要性尚有不同意见者；Ⅲ类，公认为不需要永久性心脏起搏者。本类情况实际上属于非适应证。根据中华医学会心电生理和起搏分会心脏起搏学组的建议，植入型心脏起搏器的适应证如下。

　　Ⅰ类：①获得性完全性房室阻滞（AVB）伴有一过性晕厥发作和（或）近似晕厥发作、黑矇、头晕、活动耐力下降以及心功能不全。②先天性完全性AVB伴有严重的心动过缓及由于心动过缓而引起的明显症状及活动能力受限者。③症状性二度Ⅱ型AVB。④症状性二度Ⅰ型AVB伴有血流动力学不稳定者。⑤病态窦房结综合征（窦性心动过缓、窦房阻滞、窦性停搏）有晕厥、近似晕厥、头晕、重度疲乏无力和（或）充血性心力衰竭等症状。这些症状被明确证明与心动过缓有关。⑥由于长期应用抗心律失常药物而引起的症状性心动过缓而又不能停用药物或采用其他方法治疗者。⑦虽无症状但逸搏心率<40次/分或心搏间歇>3秒者。⑧心房颤动、心房扑动或阵发性室上性心动过速合并完全性或高度AVB或心动过速终止时有大于3秒的室性停搏者。⑨双束支阻滞伴有间歇性完全性阻滞或晕厥发作者。⑩双束支及三分支阻滞伴有二度Ⅱ型阻滞，无论是否有症状者。⑪急性心肌梗死后出现持续的不可恢复的完全性或高度AVB者。⑫心内手术及心脏介入治疗后并发的高度或完全性AVB，经临时性起搏持续3~4周仍无恢复迹象者。⑬原位心脏移植后，供心出现明显窦房结功能低下及完全性AVB者。⑭颈动脉窦过敏综合征的心脏抑制型反应具有临床症状，或心搏节律达到上述⑦情况者起搏有效。但对血管抑制型引起的症状起搏治疗无效。

　　Ⅱ类：①永久性或间歇性完全性AVB，不论其阻滞部位、有无症状，逸搏心率<50次/分者。②无症状的永久性或间歇性的二度Ⅱ型AVB。③有症状的二度Ⅰ型阻滞，其阻滞部位在希氏束内或希氏束以下者。④双束支或三分支阻滞患者有晕厥发作病史，但未能证实晕厥发作系AVB所致。⑤双束支阻滞伴有明显H-V间期延长者（>100毫秒）。⑥急性心肌梗死时出现一过性完全性或二度Ⅱ型AVB的患者，为了预防目的而植入心脏起搏器。

　　Ⅲ类：①一度AVB，无由于P-R间期明显延长而导致的血流动力学障碍者。②无症状的二度Ⅰ型阻滞。③窦性心动过缓，心率为50次/分者。④束支阻滞不伴有房室阻滞且无症状者。

（郑　兴）

如何合理选择起搏器？

　　在选择起搏器时，要根据不同的心律及患者的年龄、心功能、活动要求、原发心脏病史、经济承受能力及其他并发症等来综合考虑，如条件允许应首选生理型起搏器，心房变时性不良者应选用频率应答式起搏器。

（1）完全性或高度房室传导阻滞：①心房变时性正常者：VDD、DDD，也可用VVI。②心房变时性不良者：DDDR、VVIR、DDD、VVI。③伴有持续的心房颤动、心房扑动或频发室上性心动过速或巨大右心房者：VVIR、VVI。

（2）病态窦房结综合征：①房室传导功能正常：AAI、AAIR。②合并房室传导阻滞：DDD，DDDR；VVI、VVIR。

（3）表现持续、心室率很慢的心房颤动、心房扑动或频发室上性心动过速及巨大右心房：VVIR。

（4）心动过缓与快速房颤或室上性心动过速交替发作者：DDI、DVI、VVI、DDD（具有自动模式转换）、DDDR（具有自动模式转换）。

（郑　兴）

什么是频率应答起搏器？

频率应答起搏器又称频率适应性起搏器，是一种单腔（SSIR、VVIR）或双腔（DDDR）的生理性起搏器，在运动负荷情况下，通过感知呼吸频率、每分钟通气量、肌肉活动、起搏引发的Q-T间期、中心静脉血温度或pH或血氧饱和度、心搏量等，而改变起搏频率，以适应患者的生理活动需要。为了弥补单传感器的缺陷和不足，现已开发联合使用两种不同的生物传感器，如体动与Q-T间期，体动与呼吸、体动与中心静脉血温度，实现频率应答，使其更加符合人体的生理状态。起搏电极可置于心房或心室。心室起搏时不受心房扑动、心房颤动及室上性心动过速的影响。主要适应证是变时功能不全的心脏病患者，即活动平板运动试验时，心率<100次/分。

（郑　兴）

什么是核磁共振兼容起搏器？

核磁共振检查在临床上应用广泛，特别是在诊断癌症、脑脊髓病变及心肌成像等方面具有其他影像学检查不能替代的优点。对于接受传统起搏

169

器植入的患者，由于磁共振检查可能导致起搏器功能异常，并可能使电极头端过热而造成危险，因此，以往对于起搏器植入的患者是不能进行磁共振检查的。随着技术的进步，近年来出现磁共振兼容起搏器，又称为抗磁共振起搏器，植入这种类型起搏器的患者就可以安全地接受磁共振检查。植入磁共振兼容起搏器的患者在进行磁共振检查前，仍需和心血管内科医生、放射科医生沟通，对起搏器进行适当的程控，进行参数设定，并在检查后调整参数，测试起搏器的阈值和阻抗等。

（黄新苗　郑　兴）

植入心脏起搏器可能有哪些并发症？

总的来说，安置人工心脏起搏器是很安全的，但是与其他有创伤性治疗一样，在植入心脏起搏器手术中和手术后都存在一定的并发症的可能。当然，发生并发症的概率多少与手术者的经验有关。

1. 手术时可能出现的并发症

（1）心律失常：安置心内膜电极时，当电极进入右心室后，往往因机械性刺激引起室性期前收缩、短阵室性心动过速。一旦电极固定或撤离右室，心律失常即可消失。

（2）急性心脏穿孔：经静脉插送心内膜电极时，如操作粗暴及电极导管过硬，可导致心脏穿孔。在X线透视下，可见导管不经正常途径进入肺野或心包腔。应小心将导管撤回心腔，并严密观察血压和心脏情况。一旦出现心包填塞表现，应立即行心包穿刺引流或外科心脏修补。选用软质电极导管、细心操作是预防的主要措施。

（3）空气栓塞：可发生在锁骨下静脉穿刺时。置入鞘管后，应用止血钳轻轻夹住，插入电极时患者避免深呼吸动作，可预防空气栓塞的发生。

（4）其他：锁骨下穿刺操作不当可误入大动脉引起出血或穿破胸膜产生气胸。麻醉和手术过程中可能发生麻醉意外和手术并发症。

2. 术后并发症　主要有以下一些情况。

（1）阈值升高：早期（2周内）起搏阈值升高主要由电极接触心内膜或心肌局部水肿所致，严重时可导致起搏失效，一般在4~6周降至比置入时稍高的水平稳定下来。起搏失效时，可通过程控增高能量输出。6周后如未恢复正常起搏应更换电极位置。晚期阈值升高为局部心肌纤维化所致，如出现起搏失效，应重新调整或更换电极。

（2）起搏器皮下囊血肿：与手术时止血不完全有关，一旦发现应在严格的无菌操作下抽除积血，必要时及时切开引流。对正在服用抗凝药物或者抗血小板药物的患者植入起搏器时更容易发生血肿。预防方法：术中仔细止血，术后用手掌压迫切口及囊袋处10分钟左右，然后用较厚的纱布覆盖，弹力绷带加压包扎，让患者用非手术侧的手掌压迫，出导管室后让家属压迫30分钟，然后用沙袋压迫近6小时。

（3）皮肤压迫性坏死：常见于皮下囊袋或皮下隧道过浅的消瘦患者，因此皮下囊袋应位于深筋膜下，并注意皮下囊袋大小适宜。一旦出现坏死应立即做坏死区切除，以免引起继发感染。

（4）感染：多为局部感染，全身感染少见。与手术时不注意无菌操作、手术起搏器和起搏系统消毒不严等有关。炎症处于浸润期时可考虑全身用抗生素并局部用药外敷。一旦化脓必须重新改变位置埋置新的起搏系统。

（5）膈肌刺激：常因心室扩大、室壁肌较薄、电极插入过深、电极靠近膈神经所致，可引起顽固性呃逆。可程控调低输出电压，如症状仍然存在，则需重新调整电极位置。在安置电极时以最大的起搏强度测试是否存在膈肌刺激，可预防日后发生本并发症。

（6）胸大肌刺激：为起搏器外壳的无关电极刺激胸大肌所致。可调低起搏强度或改用双极起搏。在埋置起搏器时将通电的无关电极面靠近皮肤可有预防作用。

（7）慢性心脏穿孔：较少见。由电极插入过深或在心腔内张力过高引起。临床表现随穿孔后电极所在位置而异，可有胸痛、呃逆、起搏失效等。如确认穿孔时间不长，可在X线透视下小心撤回电极，重新安置其顶端，并密切注意是否出现心包填塞。穿孔时间长者应开胸处理。

（8）电极脱位：是术后的常见并发症。常见于心内膜电极时，导致间歇起搏或起搏完全失效。X线检查可以发现明显移位者，不易发现轻微移位者。预防措施：电极安置时要测试腔内心电图和起搏阈值，并让患者深吸气、咳嗽，在透视下证实电极固定良好、起搏参数无变化。

（9）导线折断及接插件松脱：可致间歇起搏或起搏完全失效。如果阻抗很低则需考虑绝缘破损；如果阻抗很高，需考虑接插件松脱或导线折断。处理方法是：更换或重新安置电极导管，或重新固定接插件及螺丝。

（10）感知障碍：包括：①感知不良：起搏器不能感知自主心律，出现竞争心律。主要原因为起搏器灵敏度过低和自身P波、QRS波群幅度太低，此时应调高起搏器感知灵敏度，或重新安置电极寻找P波或QRS波幅度较高的部位。②感知过度：由于起搏器的感知灵敏度太高，或由于外界信号太强（如环境中的高频电磁波），造成起搏频率变慢，此时应调低感知灵敏度、延长不应期或用双极心内膜电极。

（11）脉冲发生器的故障：例如脉冲发生器的原件损坏、外壳密封不严、体液渗漏、化学电池产气使外壳爆裂等，均可引起起搏失效。有时线路原件故障，形成起搏频率奔脱，这时起搏频率骤增（>150次/分），可引起室性心动过速甚至心室颤动，需紧急处理。但随着起搏器工程技术的改进，按需起搏器具有最高频率限制电路，此并发症已罕见。

（12）电源耗竭：主要参数为：①频率减低为原来的10%。②脉冲幅度下降25%~40%。③脉冲宽度增加10%~15%。如有上述参数的变化，应更换起搏器。

（郑　兴）

埋藏起搏器的工作参数可以改变吗？

起搏器在出厂的时候，都设定统一的工作参数，比如起搏频率设定在60次/分，起搏电压设定在3.5V等。起搏器安装好以后，医生可以根据患者的具体情况改变某些参数，这个过程叫做起搏器的程控。它需要一个特定的仪器来完成，这个仪器叫程控仪。利用程控器发射磁脉冲或射频信号来改变体内起搏器工作参数的功能叫起搏器的程控功能。所有的植入式人工心脏起搏器都有这个功能。患者在植入起搏器后要定期到医生那里随访，如果有不适或特殊情况，医生通过改变起搏器的参数可以消除由于原来参数不合适所引起的症状，对术后某些并发症例如早期阈值升高，可不必再次手术就能加以处理。

（1）单腔起搏器的程控：有以下8种参数可以通过程控仪来改变：①起搏频率。②输出电压：调低输出电压可减少能量消耗，延长起搏器寿命及减轻或消除局部过强的电脉冲刺激所致的不适感。③脉冲宽度：当有膈肌或胸大肌刺激时，在降低电压的同时，辅以减少脉宽可以减轻或消除症状。增加脉宽可作为能量补充手段，以暂时维持起搏功能。④感知灵敏度：感知不足时，降低感知幅度（mV），以提高感知灵敏度。感知过度时，提高感知幅度（mV），以降低感知灵敏度。⑤不应期：延长不应期可避免感知"远场"QRS波群（AAI起搏）、T波（VVI起搏）和后电位。缩短不应期可促使感知QRS波群（VVI起搏），检出早期室性期前收缩。⑥起搏类型：患者接受电灼手术、射频消融治疗时，需程控为VOO或AOO。⑦滞后特性：为使自身心律下传，可启用滞后功能，此时逸搏间期>起搏间期，称为负滞后；若逸搏间期<起搏间期，称为正滞后，可使频率上升，异位搏动减少。⑧起搏电极：出现肌电干扰或肌肉跳动时，单极起搏可程控为双极起搏；发生感知不足时，双极起搏可程控为单极起搏。

（2）双腔起搏器的程控：①频率：上限频率：指感知快速心房活动后，心室能跟踪的最高频率，是双腔起搏器对心动过速的基本反应。当心房率以1：1下传心室超过这个极限时，起搏器便出现文氏型（假文氏反应）或2：1型传导反应，使心室率保持在上限频率以下的水平。为了避免患者对2：1传导阻滞造成心率突然下降的不适，采用回退、频率平稳系统等方法可避免心率突然下降。上限频率可根据患者的年龄、活动量、基础心脏病及室上性心动过速发作等情况来设置。下限频率：是双腔起搏器的基础频率，以感知心室信号为准。②房室延迟间期：是指自心房刺激至心室刺激的时限或自感知P波至发放心室刺激的时限，相当于P-R间期。延长房室延迟间期：有利于自身心律的出现和节省能量，可用于出现频发假性融合波时，一般程控在150毫秒。缩短房室延迟间期：可使室房逆传落在心房不应期中，防止起搏器介导性心动过速的发生；可减少扩张型心肌病的瓣膜反流，改善心功能；减少肥厚型梗阻性心肌病患者左室与主动脉的压差，改善症状。总心房不应期的长短决定最高跟踪频率，不应期越短，最高跟踪频率越快，反之亦然。对大多数患者而言，房室延迟间期可短些，以便增加起搏频率，增加心排血量。③心室空白期：可程控在12~60毫秒。延长心室空白期可预防"串话"现象发生，但过长则可不感知室性期前收缩，引起心室竞争心律。④心室安全起搏：又称非生理性房室延迟。开启心室安全起搏功能可防止"串话"现象发生，通常为110毫秒。⑤心室后心房不应期：延长心室后心房不应期可避免感知逆行P波，以防止PMT发生，通常程控在400毫秒。

（3）频率反应性起搏器的程控：①频率：下限频率一般为50~60次/分，上限频率可根据患者的活动量设为120~150次/分。②感知阈值：即生物学感知系统的感知能力。低值指患者在较大运动时才出现频率反应，高值指轻微运动时就能出现频率反应。③频率反应强度：指起搏器感知运动后，频率上升并达到上限的反应速度。较小值时频率反应温和，程控范围在1~10级。④频率反应时间：指活动开始及活动停止后出现频率增降的反应时间。频率反应加速时间分0.25分钟、0.5分钟、1.0分钟三档；频率反应减速时间分2.5分钟、5.0分钟、10分钟三档。⑤频率反应功能开启与关闭：一旦患者起床活动即可开启该功能。患者在心绞痛频繁发作，或接受大手术和特殊治疗，或有起搏器综合征，或因特殊病理生理状态和环境因素干扰感知能力等状态下，应暂时关闭该项功能。

（郑　兴）

起搏器自动夺获功能有何作用？

自动夺获是指起搏器自动测定起搏阈值和自身控制输出电压。起搏器通过搜索夺获的起搏阈值和将输出调整到安全边缘的低值达到节能目的，比如监测到的起搏阈值为0.65V，输出电压便自动调整为0.65+0.3=0.95V。这种自动确定阈值和自动确定下一阶段起搏电压值的功能在起搏中突然阈值增高时启动或每间隔8小时自动启动1次。辅以夺获确认（指起搏器信号发出后，判定是否跟随着心脏的除极反应）和后备安全脉冲以保证安全起搏。ER是指起搏器刺激引起的心脏除极波。ER感知系统为了避免将电刺激发出后引出的电极头极化作用产生的电位（EP）误认为ER，在刺激信号后暂时关闭15毫秒。15毫秒后ER检出系统开放47.5毫秒，若在刺激信号后

62.5毫秒（15+47.5毫秒）未检出ER信号，则被认为未能夺获，随之会发放一个电压4.5V、脉宽0.5毫秒的保护性起搏脉冲，用高能量的脉冲刺激保证有效起搏。

（郑　兴）

什么是抗快速心律失常起搏器？

抗快速心律失常起搏器可用于终止阵发性心动过速，终止原理为额外刺激进入折返环行路径中的"可激动间隙"，使环行运动终止。用于治疗射频消融失败和药物治疗无效或产生副作用的室上性心动过速患者，而室性心动过速时由于不适当的起搏刺激有可能诱发心室颤动，故不宜应用。终止心动过速方法有低速非同步起搏；程控期前刺激，包括扫描法如单脉冲、双脉冲、多脉冲刺激及成串脉冲刺激。在安置前，必须进行电生理检查及反复多次体外诱发终止试验，以确定该方法对该患者确实有效。

（郑　兴）

什么是动态心房超速抑制起搏？

这是一种DDDR起搏器，具有独特的动态计算方法，通过自动调节起搏频率，使得起搏器以比自身心房频率稍快的频率起搏，在连续16个心动周期内感知到2次自身P波，动态心房超速抑制起搏的起搏频率便加快。经过一段时间的动态心房超速抑制起搏，起搏频率会逐渐下降，同时检测自身心房活动，如此保证心房起搏占90%以上比例。这种稍快于患者自身心率的起搏可有效抑制阵发性和持续性房颤的发生。

（郑　兴）

什么是多部位心脏起搏？

在两个及以上心腔进行起搏的称为多部位起搏，除了前面提到的双腔起搏外还有三腔心脏起搏和四腔心脏起搏。

（1）三腔心脏起搏：选择三个心腔进行起搏，其中有双心房或双心室的同步。包括两种类型：①双心房同步起搏（双心房及右心室起搏）：左、右心房同步起搏，达到双侧心房同步兴奋，纠正左、右心房的电不同步性，以防治房性快速心律失常和（或）改善血流动力学状况。适用于由房间传导阻滞（P波时限≥120毫秒，P波切迹的双峰间距>0.04秒）参与的房性快速心律失常（房速、房扑、房颤）、由房间传导阻滞参与的DDD（R）起搏器综合征、肥厚型梗阻性心肌病。②双心室同步起搏（右心房及双心室起搏）：缩短A–V间期，使心房收缩时相后移，延长心室舒张期充盈时间，利用心房辅助泵作用，增加左心室前负荷，并可能减少舒张期二尖瓣反流程度；左、右心室同步起搏，达到双侧心室同步兴奋，纠正左、右心室的电不同步性，以改善血流动力学状况，同时，由于左心室起搏位点距离左心室后乳头肌较近，故可改善由于左心室各节段收缩运动不同步导致的二尖瓣反流。适用于难治性充血性心力衰竭的治疗。三腔心脏起搏的导管途径目前主要应用特制的冠状窦电极导管通过冠状窦进行左心房或左心室的起搏。

（2）四腔心脏起搏：即双心房加双心室起搏，达到控制房性快速心律失常及改善血流动力学状况的目的。用于治疗房间传导阻滞和难治性充血性心力衰竭。

（郑　兴）

什么是起搏器综合征？

使用VVI型起搏器的某些患者可出现头晕、乏力、活动能力下降、低血压、心悸、胸闷等表现，称为起搏器综合征。发生机制：①血流动力改变：心室起搏时，由于生理性房室顺序活动丧失，使心房失去"辅助泵"的作用，心排血量减少10%~30%；起搏导管还可能引起三尖瓣关闭不全，当心房内压力升高时，通过心房内压力感受器的作用，可抑制增加周围血管阻力的血管反射，导致血压明显下降。当心房内压力明显升高，在肺毛细血管楔压曲线上见到大炮波时，可能导致血浆外渗至肺泡腔。②电生理异常：室房传导。在病窦综合征中，约60%的患者室房传导保持完整，而房室传导阻滞者中仅40%有1∶1室房传导，病窦综合征患者较易出现起搏综合征与此有关。术前做电生理检查有室房传导者，如V-A间期在150~250毫秒时，容易引起房室瓣关闭不全、心室充盈不足及心房压力升高（而V-A间期在300~400毫秒者，则影响较小），此类患者宜选用房室顺序双腔起搏器。若发生起搏器综合征，无室房传导并且非起搏依赖者，可采取减慢起搏频率尽可能恢复自身心律的方法治疗。有室房传导甚或合并起搏-反复心律者，提高起搏频率有可能使症状消失。非起搏依赖的患者在减慢起搏频率后，血压多迅速恢复正常，严重者需辅以升压药。如术前未做电生理检查又属起搏依赖的患者，消除症状最佳的办法是更换为房室顺序起搏器。

（郑　兴）

什么是起搏器介导的心动过速？

DDD有时会引起起搏环路性心动过速，又称为起搏器介导性心动过速。此时，缓慢逆传的P波在心房不应期后被感知，同步地刺激心室，心室激动再次逆传，循环往复，通常以上限频率发作心动过速。起搏器介导性心动过速的处理方法为：①将磁铁放在起搏器上方，使其丧失感知功能，起搏器介导性心动过速即终止。②延长心室后心房不应期（将室房传导时间加上50毫秒），使房性期前收缩或室性期前收缩逆传的心房除极波落在心室后心房不应期内，即可终止起搏器介导性心动过速。③降低心房感知灵敏度，适用于由肌电或心房颤动波/心房扑动波引起的起搏器介导性心动过速。④改变起搏器工作模式，将DDD改为DVI或DDI，前者心房无感知功能，后者虽然能感知心房除极波，但不能触发心室起搏。⑤使用某些具有防止起搏器介导性心动过速功能的起搏器，如具有动态房室延迟。

（郑　兴）

植入起搏器后如何门诊随访？

定期随访对早期发现起搏故障及并发症、延长起搏器的使用寿命、合理安排起搏器的更换日期以及观察判断起搏后的心功能、配合药物治疗等都有重要的意义。

1.随访周期　安置起搏器术后平卧1~2天，此后可取坐位和下床活动。每天观察患者心电图、体温等，了解有无早期阈值升高、电极移位或感染等并发症。1周后拆线。如无早期并发症可出院随访。门诊远期随访应两头紧中间松。出院后1个月随访1次，此后每2~3个月随访1次至半年，半年后至起搏器预期寿命终止前半年可每半年随访1次，以后缩短为2~3个月甚至每月随访1次。发现电池接近耗竭时，应及时住院更换。此外，患者自觉有症状时应随时来就诊。

2.随访方法

（1）观察：通过病史询问和体检，往往可发现大多数需要及早解决的起搏并发症。了解起搏前症状是否消失、有无其他新出现的症状，检查起搏系统埋藏径路有无早期感染、有无胸大肌或膈肌受刺激的情况。

（2）心电图检查：大多数起搏功能和感知功能失常可通过常规心电图检查发现。若心电图上见有规则的起搏信号而无相应的起搏波形，应考虑电极移位、电极周围组织机化和电极导线的绝缘破裂，后者还有起搏脉冲明显改变的特征。若心率慢而心电图上无起搏信号，提示导线断裂而绝缘完整，或起搏器停止工作。若起搏脉冲规则出现，但仅间歇地带动心搏，提示有早期阈值升高、电池电压下降、电极接触不良或导线断裂而未完全断开等可能，程控起搏器如调高输出强度而起搏恢复正常则可排除后两者。若起搏脉冲间歇出现，提示导线将断未断。偶尔出现的起搏间期延长多为过度感知（T波、等电位期前收缩、后电位或肌电干扰）的表现。若起搏频率长期变快反映起搏器定时电路故障，往往是感知功能缺失，转为磁铁频率的结果，可做磁铁试验，如对磁铁无反应则可确诊。若起搏频率逐渐变慢，多为电池耗竭的早期征象；如磁铁频率正常，则多为T波或后电位误感知所致。

（3）胸片：定期胸片随访可以观察电极的位置和了解导线是否完整。

（4）起搏脉冲分析仪测试：主要测定起搏脉冲的频率、周期和脉冲宽度。频率和脉宽参数改变是更换起搏器的主要指标。一般频率下降10%或脉宽增加10%~15%应更换新的起搏器。

（5）磁铁试验：当患者自主心律的频率较高，起搏器完全处于抑制状态时，可在起搏器上放置一磁铁将感知功能封闭，使起搏器转成固定频率发放脉冲，可以了解起搏功能是否良好。

（6）动态心电图：当患者自诉偶有脉搏脱漏，或不明原因的黑矇时，可行动态心电图检查，以明确症状与起搏的关系。

（郑　兴）

一个心脏起搏器能使用多少年，如何更换？

起搏器的使用寿命是患者最为关注的问题之一。起搏器最基本的功能是感知和起搏，但随着科技的进步，起搏器可以有频率应答功能和诊断分析功能等，但是，起搏器的功能越多，它需要的耗电也越多，所以起搏器生产企业对起搏器的担保年限对不同的起搏器是不同的。功能最简单的单腔起搏器（VVI或AAI），担保时间是9年，如单腔起搏器具有频率应答功能的（即VVIR），担保时间是8年，一般的双腔起搏器（DDD）担保时间是7年，双腔起搏器有频率应答功能的（即DDDR），担保时间是6年。

起搏器的实际使用年限则根据每个患者的具体情况而有所差异。如果患者的心跳每一次都是由起搏器带动，我们称为起搏器依赖性，这种情况下起搏器的用电量就较多，起搏器可能在担保时间稍微多一些的时间电池就会耗竭，但是如果患者的心跳大多数是自身的，只是在心跳慢或心跳停顿是偶然由起搏器来起搏，这种情况下，起搏器的寿命就会大大超过其担保年限。当然，起搏器的寿命还与起搏电极的阻抗、起搏阈值、起搏的电压和脉宽等有关。但是，无论如何，在快到起搏器预期寿命的时候应该到医院检查，大多数的起搏器可以通过程控仪了解起搏器的剩余使用时间，即该起搏器还能用多久。

当出现下列情况时需要更换起搏器：①起搏频率奔放；②按需功能失灵；③起搏频率下降10%，或测定数据显示电池即将耗竭。更换起搏器的方法如下：消毒皮肤，铺消毒巾单，局部麻醉，在起搏器囊袋上方切开皮肤，分离皮下组织，取出起搏器，拧松固定螺丝，把电极从起搏器插孔中拔出，插入新的起搏器接口中，拧紧固定螺丝。重新放入囊袋中，逐层缝合皮肤，无菌纱布覆盖，即完成更换手术。

（郑　兴）

为什么要随身携带起搏器担保卡？

当患者外出时，应随身携带起搏器植入卡和标明起搏器工作参数的相关资料（如起搏器患者随访检查登记本）。随身携带植入担保卡非常重要，这样无论在国内或国外有任何事件发生，都可以告诉其他人你植入了心脏起搏器，有助于用救护车将您及时送到医院接受治疗。另外，出入机场、商店、超市和书店时，其安检的金属探测器或防盗探测系统会探测到您体内植入的起搏器，从而发出警报，所以应主动向有关人员出示安装了起搏器的证明或起搏器植入卡，可以免于安检，以避免不必要的麻烦和误会，这类证书在国外也有效。

（陈　峰）

什么是植入式心脏复律除颤器（ICD）？

心脏电复律机主要有三种类型，即：经胸壁使用的常规手控复律器、自动体外除颤器以及植入式心脏复律除颤器（ICD）。ICD由脉冲发生器和电极导线两部分组成。脉冲发生器的主要构件包括电池、电容器和感知与起搏线路。电池供给能量，电容器的作用是充电、放电，感知与起搏线路则负责心电监测，识别室性心动过速、心室颤动及心动过缓，发放起搏脉冲。ICD的基本功能是识别和处理快速性心律失常及心动过缓。首先它能持续不断地监测心脏的搏动节律，当心律失常（主要是指可引起生命危险的室性心动过速、室颤）发生时，能自动采取电疗措施（超速抑制或电击），终止心律失常发生。其识别和处理心动过缓的工作原理与普通心脏永久性起搏器相同。

室性心动过速、室颤是一种非常严重的心律失常，尤其是室颤，若不及时救治可使患者在极短的时间内死亡。ICD具有除颤和起搏功能，能自动监测心律变化，当发生快速性心律失常时，除颤器能及时进行起搏或发出电击，使室性心动过速、室颤终止，恢复正常心脏跳动。

（郭志福　郑　兴）

哪些情况需植入ICD？

由于国内外大量的临床试验等证据已经证实ICD在挽救患者中的重要作用，医生会根据患者的具体病情建议是否需要安装ICD。

（1）根据医学界最新的证据，下述情况强烈建议植入ICD：①非可逆性原因引起的室颤或血流动力学不稳定的持续室性心动过速导致的心脏骤停。②器质性心脏病的自发持续性室性心动过速，无论血流动力学是否稳定。③原因不明的晕厥，在心电生理检查时能诱发有显著血流动力学改变的持续室性心动过速或室颤。④心肌梗死所致LVEF<35%，且心肌梗死后40天以上，NYHA心功能Ⅱ或Ⅲ级。⑤NYHA心功能Ⅱ或Ⅲ级，LVEF≤35%的非缺血性心肌病患者。⑥心肌梗死所致LVEF<30%，且心肌梗死40天以上，NYHA心功能Ⅰ级。⑦心肌梗死后非持续室性心动过速，LVEF<40%，且心电生理检查能诱发出室颤或持续室性心动过速。

（2）下列情况也应考虑植入ICD：①原因不明的晕厥，伴有显著左心室功能障碍的非缺血性扩张型心肌病。②心室功能正常或接近正常的持续性室性心动过速。③肥厚型心肌病，有一项以上的心脏性猝死主要危险因素。④致心律失常性右室发育不良/心肌病，有一项以上心脏性猝死主要危险因素。⑤服用β受体阻滞剂期间发生晕厥和（或）室性心室过速的长Q-T间期综合征患者。⑥在院外等待心脏移植的患者。⑦有晕厥史的Brugada综合征患者。⑧有明确室性心室过速记录但没有引起心脏骤停的Brugada综合征患者。⑨儿茶酚胺敏感性室性心室过速，服用β受体阻滞剂后仍出现晕厥和（或）室性心室过速。⑩心脏结节病、巨细胞性心肌炎或Chagas病。

由于目前ICD仍然很昂贵（不同型号之间有些差异，在8万元~16万元不等），限制了它的广泛应用，即很多患者在病情需要的情况下，由于经济因素不能安置ICD。随着医学技术的进步，ICD的价格会逐渐下降，强烈建议患者在经济情况许可的情况下，如病情需要，应尽早安装ICD，因为ICD确实是救命的设备。

（郭志福　郑　兴）

一个ICD能使用多少时间？

这主要由两方面因素决定：一是ICD自身的寿命，二是电击的次数。目前ICD自身的寿命一般在5年左右，能电击300次左右。简单地讲，如果ICD仅起监护作用，可使用5年，而电击1次则可减少大概1周的寿命。例如，如果你植入ICD后，1次电击都没发生，则5年左右你就要更换ICD了，但是如果你频繁发生室性心动过速或室颤即ICD要反复电击治疗，则短期内就有可能要更换ICD了，比如1年之内电击了300次左右，则1年就要更换了。通常，为了尽可能减少ICD电击的次数，医生还会针对你的病情用药以减少室性心动过速或室颤发生的次数即ICD电击的次数。

（郭志福　郑　兴）

什么是心脏再同步化治疗？

正常心脏功能的发挥依赖于心房与心室、左心室与右心室间的协调活动，心力衰竭时尤其是重度心力衰竭时常常存在心房与心室间、左心室与右心室间收缩活动的不同步，成为发生心力衰竭的一个重要原因。所谓心脏再同步化治疗即心脏三腔起搏器治疗，即在传统的双腔起搏器的基础上增加了左室起搏，左室起搏电极经右房的冠状静脉窦开口，进入冠状静脉左室后壁侧壁支起搏左室，同时起搏右心室，通过多部位起搏恢复心房、心室间同步收缩。

自1998年以来，国际上已进行了多项有关心脏再同步化治疗的大规模临床研究，并证实在最佳的药物治疗基础上，心脏再同步化治疗能有效改善心力衰竭患者的临床症状、生活质量，降低住院率，并能使病死率下降30%左右，充分肯定了心脏再同步化治疗在慢性心力衰竭治疗中的地位。

（郭志福　郑　兴）

哪些情况需植入三腔起搏器？

目前药物仍是治疗心力衰竭的基本和主要措施。心脏再同步化治疗仅仅是心力衰竭治疗中的一个措施，不是每个心力衰竭患者都需要植入三腔起搏器，同时也不是每个接收三腔起搏器治疗的患者都能从中获益。目前医学上认为，下述情况可以考虑植入三腔起搏器：①最佳药物治疗基础上 NYHA 心功能 Ⅲ 级或 Ⅳ 级的心力衰竭患者，符合 LVEF ≤ 35%、QRS 时限 ≥ 120 毫秒、窦性心律者。②最佳药物治疗基础上 NYHA 心功能 Ⅲ 级或 Ⅳ 级的心力衰竭患者，符合 LVEF ≤ 35%、QRS 时限 ≥ 120 毫秒但系心房颤动节律者。③最佳药物治疗基础上 LVEF ≤ 35%、NYHA 心功能 Ⅲ 级或 Ⅳ 级的心力衰竭患者，若长期依赖心室起搏，接受三腔起搏器治疗是合理的。简单的记忆即 12345，12 即心电图中 QRS 时限 ≥ 120 毫秒，34 即心功能 Ⅲ 级或 Ⅳ 级，35 即 LVEF ≤ 35%。

虽然如上述，三腔起搏器仅适用于部分心力衰竭患者，但目前国际上已经充分证实对于这部分患者，三腔起搏器可以明显改善患者的病情。由于目前三腔起搏器还较为昂贵（大约 10 万元），限制了它的应用。

（郭志福　郑　兴）

肥厚型梗阻性心肌病可以行起搏治疗吗？

肥厚型梗阻性心肌病患者约 80% 有明显的临床症状，包括劳力型呼吸困难和气短，这与左室舒张功能不全、肺淤血有关；约 1/3 患者有先兆晕厥，常在活动后发生，这是由于左室流出道梗阻引起脑供血不足所致，每年约 4%~6% 的患者发生猝死。应用 β 受体阻滞剂及钙拮抗剂对于大多数患者，能改善临床症状，但仍有相当一部分患者药物治疗无效。双心腔起搏治疗肥厚型梗阻性心肌病是近年来用于临床的新的治疗方法。肥厚型梗阻性心肌病患者左心室流出道梗阻的主要原因是室间隔肥厚造成流出道狭窄，以及收缩期二尖瓣前叶与室间隔的贴靠加重了流出道梗阻。当心脏起搏时，心室起搏点位于右心室心尖部，心室激动最早从心尖部开始，使室间隔在整个左心室收缩之前预先激动而提前收缩移开流出道，使左心室压力差减少，同时减轻了二尖瓣前叶收缩期与室间隔的贴靠，而进一步减小流出道梗阻，增加心排血量，改善临床症状。应用双心腔起搏与房室非同步的单心腔起搏相比，由于保持了正常的房室收缩顺序，可增加心排血量。应用双心腔起搏治疗肥厚型梗阻性心肌病时，应掌握好适应证，特别是对那些不伴有心动过缓的患者，否则医疗花费大，临床效果不理想，给患者增加不必要的负担。关于适应证，目前主张适用于对于药物治疗无效、临床症状明显、左室流出道压力差静态时>30mmHg（4.0kPa）或应激状态下>50mmHg（6.7kPa）的患者。

（陈　峰）

哪些情况下房颤患者需植入心脏起搏器治疗？

我们都知道，通常情况下心脏起搏器主要用于治疗心跳过慢。一般说来，房颤患者心跳都较快且不齐，但同时也有一部分房颤患者在心跳快的同时还合并心跳慢的情况，特别是当你由于心跳慢引起不舒服特别是晕厥等情况下，医生会建议你植入心脏起搏器。具体说来，下述情况应植入心脏起搏器：①病态窦房结综合征伴阵发性房颤，即患者首先符合病窦综合征中的缓慢性心律失常的诊断标准，在此基础上出现房颤等快速性心律失常，即通常所说的慢-快综合征。②阵发性房颤，当房颤终止后出现严重窦性停搏、窦性心动过缓或窦房阻滞，即所谓的快-慢综合征，症状性的窦性停搏时间多大于3秒。③顽固性阵发性房颤的发作间歇期或持续性房颤复律后，需要应用胺碘酮或索他洛尔等抗心律失常药物维持窦性心律，但在治疗过程中出现药物所致的缓慢性心律失常伴明显症状的。④慢性房颤伴间歇性或持续性的慢心室率（长R-R间期），其原因既可以是原发性的房室结功能障碍，也可以是房颤导致的房室结隐匿传导，患者有慢心室率所引起的乏力、胸闷或气短等症状。⑤慢性房颤伴心功能不全患者需要应用对房室结有抑制作用的药物（如β受体阻滞剂、洋地黄类药物）治疗，而在服药过程中由于慢心室率使心衰加重者。

在以上的各种情况中，在前三种情况下由于主导心律仍然为窦性心律，因而多选择以心房为基础的双腔起搏器。后两种由于有慢性房颤，只能选择单腔起搏器（VVI）。对于阵发性房颤患者，目前还有抗房颤功能的起搏器。

（郭志福　郑　兴）

心脏骤停的抢救步骤是什么？

心脏骤停抢救主要依靠心肺复苏。心肺复苏主要包括三个主要步骤，为便于记忆，按照英文字母的顺序，分为A、B、C三步：A（assesment+airway）的意思是判断意识与开放气道，B（breathing）即建立人工呼吸，C（circulation）表示建立有效的人工循环。

A：判断意识与开放气道。判断意识方法：轻轻摇动患者肩部或轻拍患者面部，大声问，或用手指甲掐人中穴，无反应说明患者意识消失。应立即招呼周围的人前来协助抢救或打120电话。在呼救的同时，将患者置于仰卧位，双手放于躯干两侧。如患者摔倒时面向下，在转动患者时一定要小心，使患者全身成一个整体转动，尤其要保护颈部，使患者平稳地转动至仰卧位。如为软床，患者身下应垫一硬板，没有硬板可直接将患者放在地板上。用手触患者颈动脉搏动，脸颊靠近患者鼻子感觉患者是否有呼吸，并观察患者是否有胸廓运动。患者如心跳、呼吸未停止，只是昏迷，应将患者置于昏迷体位（侧卧，头偏向一侧，防止一旦呕吐时呕吐物误吸入气道）。开放气道方法：将一手置于患者后颈部，将头颈部轻度上举使头后仰。另一手提起下颌骨使舌根部前移，如口腔或咽部有异物，可用手取出或用吸引器吸出。

B：人工呼吸。当气道通畅后，立即施行人工通气，以气管插管行机械通气效果最理想，但在无设备时应立即采用口对口人工呼吸。方法：将患者置仰卧位，头后仰，急救者一手按住额部，另一手抬起下颌部。一手的拇指和食指捏住患者鼻孔，然后深吸一口气，以嘴唇密封住患者的口部，用力吹气，直至患者胸部隆起为止。当患者胸部隆起后即停止吹气，放开紧捏的鼻孔，同时将口唇移开，使患者被动呼气。当患者呼气结束即行第二次吹气，吹气时间约占呼吸周期的1/3，吹气频率为14~16次/分。若仅一个人实施复苏术，则每心脏按压15次后，迅速大力吹气两口，若两人实施复苏术，则每心脏按压5次吹气1次。每次吹气时如吹气量过大可造成胃大量充气，引起食物反流。吹气时应暂停胸外按压。儿童吹气量要根据年龄、身高、体重而调整。仅呼吸停止而心跳尚存的，吹气可按10~12次/分的频率进行。如身边有急救器材，亦可用口对口呼吸专用面罩或简易呼吸器代替口对口吹气。

C：人工循环。建立有效的人工循环，最迅速有效的是胸外心脏按压法。胸外心脏按压的目的是通过人工的方法促使血液在血管内流动，从而使人工呼吸后带有充足氧气的血液从肺部血管流向心脏，经动脉输送到全身，维持重要生命器官的血、氧供应。胸外心脏按压的方法：患者应仰卧于硬板床或地上。操作者应位于患者一侧，以一手掌根部置于患者胸骨中下1/3交界处，另一手掌压在该手背上，肘关节伸直，借助双臂和躯体重量向脊柱方向垂直下压。按压深度在成人使胸骨下压4~5cm，按压频率约为100次/分。按压后放松胸骨，但手不能离开按压部位。待胸骨回复到原来位置后再次下压，如此反复进行直至自主心跳恢复。按压时避免用力过猛，以免发生肋骨骨折，血、气胸和肝、脾破裂等并发症。

心脏骤停的抢救过程应熟练、有序，避免不必要的动作而贻误抢救时机。如能配合药物治疗或行电除颤，可使心脏骤停的抢救成功率明显提高。

（游晓华）

抢救心脏骤停患者应做哪些准备？

抢救心脏骤停患者需行心肺复苏。在进行复苏之前，必须先对患者的情况和昏迷原因进行初步检查和判断。心肺复苏具有一定的侵犯性，盲目操作会对患者造成不必要的伤害，抢救者在实施抢救前必须初步判断昏迷的原因，排除对抢救者可能有危险的因素，如为触电，则在抢救前首先要切断电源，避免造成对抢救者自身不必要的伤害；如为外伤导致的昏迷，不应随意搬动患者，以免因不正确的搬动动作而加重损伤（如颈部损伤造成高位截瘫）。当确定对抢救者与患者都没有危险后，再将患者体位摆好，按照前述ABC的顺序进行抢救。当然，准备动作要快，时间不宜太久，以免耽误抢救时机。

（游晓华）

电复律/除颤是如何进行的？

通常，电复律是指经胸壁应用心脏电复律机通过释放高能电脉冲将各种快速性心律失常转复为窦性心律（正常心跳）的一种方法。在心室颤动时的电复律治疗也常称为电除颤。心脏电复律具有疗效高、作用快、较安全简便的特点。它是抢救心脏骤停或治疗快速性心律失常的有效措施之一。

　　心脏电复律机，通常叫做除颤器或除颤仪，是实施电复律术的主体设备。除了经胸壁使用的常规手控复律器，现在还有自动体外除颤器以及植入式心脏复律除颤器（ICD）。常规手控复律器是一种连有两个电极板的小仪器。不同厂家及不同型号的除颤器外形和大小略有差别。除颤器主要由充电电路、放电电路和监视装置三部分组成。充电电路可将工业交流电存储，并将直流低压变换成脉冲高压，放电电路可将除颤器存储的电能瞬间释放，时间一般为4~10毫秒。监视装置可以监视你的心跳，而且除颤器有时需要和你的心跳同步放电。

　　如果你正在发生威胁生命的严重心律失常，比如室性心动过速、室扑、室颤时，此时你可能已经变得不清醒了，医生会马上给你实施电复律（紧急电复律），因为你的病情已不允许医生做其他准备工作，医生会马上打开除颤器，选好需要的能量，然后充电，充电后将两个电极板（手柄）一个放在你心前区，一个放在你右上胸壁处，然后同时按下两个手柄上的放电按钮，对你实施一次治疗。如果你的病情允许，医生会在实施电复律前做很多准备工作，包括一些检查，然后对你实施上述操作。

（郭志福）

哪些情况需要进行电复律？

　　需要进行电复律的情况，即医学上所说的电复律适应证。目前电复律公认的适应证共五类：心房颤动（简称：房颤）、心房扑动（简称：房扑）、室上性心动过速（简称：室上速）、室性心动过速（简称：室速）以及心室颤动/心室扑动（简称：室颤/室扑）。

　　由于病情的危重程度以及紧急程度不同，按电复律的紧急程度可分为：①择期复律：是指你的病情较稳定，允许医生做好充分的准备，在近期通常近几天内对你施行电复律的情况，主要是指房颤、房扑。②急诊复律：是指你的病情较为危重，只能允许医生稍做准备，尽快通常数小时内对你施行电复律，主要是指室上速伴心绞痛或血压不稳定、房颤伴预激前传、药物无效的室速。③即刻或紧急复律：任何引起意识丧失或重度低血压的严重心律失常，此时几秒钟或几分钟的时间就决定了你的生命还能否抢救过来，医生会马上对你施行电复律，通常是指室颤/室扑，以及心率较快的室速。

1.房颤　是选用同步直流电复律最常见的一种心律失常，电复律成功率为65%~80%。其成功与否取决于病程长短、心脏形态结构及功能状态、基础心脏病等因素，复律后窦性心律的维持也受这些因素的影响。

（1）适应证：房颤行电复律治疗应遵循两个原则，第一，有血流动力学障碍或症状严重但药物治疗未能奏效时需尽快复律；第二，虽无明显血流动力学障碍无须紧急复律，但复律后可望维持窦性心律、改善心功能、缓解症状。以下情况下房颤需行电复律：①房颤时心室率快用洋地黄难以控制；或房颤反复诱发心力衰竭或心绞痛，药物治疗无效，预期转复窦律后症状得以改善者。②预激综合征并发房颤者。因可引起室颤，且禁忌使用洋地黄，因此应做电复律治疗。③慢性房颤病程在1年以内，心功能Ⅰ~Ⅱ级（NYHA），心胸比例小于55%，左心房内径不大于45mm者。④去除基本病因（甲状腺功能亢进症、心肌梗死、肺炎、肺栓塞等）后房颤仍持续者。

（2）禁忌证：电复律治疗房颤可能引发不良后果，或复律后难以维持窦性心律者，不宜选用电复律治疗。①洋地黄中毒所致房颤或房颤伴低钾血症时，心肌应激性高，电复律易致室颤。②伴有高度或三度房室传导阻滞及房颤前有病态窦房结综合征者。③有外周动脉栓塞史或怀疑心房内有血栓者，是同步电复律的相对禁忌证，可抗凝治疗3周再电复律。④慢性房颤病程超过5年，心室率不需药物控制亦缓慢者；或心胸比例大于55%，左心房内径大于50mm者。⑤孤立性房颤，是指发生于较为年轻（年龄<60岁）且未发现明确心肺疾患的患者，复律后尽管应用抗心律失常药物，仍难以维持窦性心律。⑥估计电复律后依靠药物难以维持窦律，或不能耐受胺碘酮或其他有关抗心律失常药物者。⑦风湿性心脏瓣膜病心房颤动伴风湿活动或亚急性细菌性心内膜炎者，中毒性心肌炎急性期伴房颤者。

2.心房扑动 相对而言，房扑是药物较难控制的快速性心律失常，用电复律治疗，不仅所需能量小，且成功率几乎达100%，因而房扑被认为是同步电复律的最佳适应证，但仍主张先用药物，下列情况考虑电复律治疗。

（1）适应证：①持续性房扑药物治疗效果不佳者。②房扑以1∶1比例下传，心室率加快，导致血流动力学迅速恶化者。③电复律后房扑复发，窦性心律难以维持，如果房扑以1∶1比例下传伴心室率加快，可用低能量（5~10J）电击将房扑诱发为房颤，再用药物减慢心室率治疗。

（2）禁忌证：房扑时心室率自然缓慢或伴高度、三度房室阻滞以及病态窦房结综合征者，不宜行电复律治疗。

3.阵发性室上性心动过速 阵发性室上速首选非电复律方法如兴奋迷走神经、药物、经食管心房超速抑制或程序刺激等治疗。下述情况行电复律治疗。

（1）适应证：①非电复律方法处理无效，发作持续时间长，血流动力学受到影响时，采用电复律治疗，其成功率约90%，所需能量较小（25~30J）。②预激综合征伴发室上速药物治疗无效时，亦可行电复律。

（2）禁忌证：①洋地黄中毒引起的室上速原则上不行电复律。②室上速发作频繁，药物预防发作效果不佳，不宜反复电复律治疗，射频消融术可使其得到根治。

4.室性心动过速

（1）适应证：①室速不伴血流动力学障碍时用药物治疗，如果药物不能很快终止室速或血流动力学受到严重影响时，采用同步电复律。②发生室速后病情危急，如伴意识障碍、严重低血压、急性肺水肿等，应首选电复律治疗，不可因选用药物处理而延误抢救。③室速频率很快，QRS波宽大畸形，甚至T波与QRS波难以区分，呈现心室扑动型室速时，放电难以同步，可采用低能量（100J）非同步电除颤。

（2）禁忌证：洋地黄中毒的室速不宜行电复律治疗。

5.心室颤动与扑动 为心脏电除颤的绝对适应证，且必须争分夺秒。

（郭志福）

电复律前需要进行哪些准备？

紧急电复律时，你的病情已不允许医生做相关的准备工作，下述准备工作主要是指择期电复律时。

（1）签定知情同意书：医生会向你及你的家属解释电复律的利弊及可能出现的危害，并签定知情同意书。

（2）经食管心脏超声：主要是在房颤复律前用以发现心腔内有无血栓。如果未发现血栓，则可在静脉注射肝素的基础上行复律治疗；如发现血栓，则行严格抗凝治疗后再行复律。

（3）抗凝药物的应用：房颤转复为窦性心律引发的栓塞率约为1%~5%，栓塞常发生于复律后的头10天内。一般认为房颤持续48小时即有血栓形成，转复前应口服华法林3周，复律后继续4周。

（4）抗心律失常药物的应用：电复律前使用抗心律失常药能提高复律成功率，减少所需电能，防止早期复发。

（5）纠正电解质及酸碱失衡：酸碱失衡、电解质紊乱可影响电复律效果，有时可导致电复律失败，甚至引起更严重的心律失常，因此复律前应予以纠正。

（6）麻醉：如果你是清醒的，复律前医生会给你麻醉，麻醉时通常会让你数数，当你不能数下去时，说明麻醉效果合适了，之后会对你进行电复律。

（7）其他：医生还会准备一些抢救设备如气管插管、麻醉机、吸引器、心电监护仪和心脏临时起搏器等。如有假牙，也要去除。术前禁食8小时，以免发生呕吐物误吸入呼吸道引起窒息。护士还会给你输液、吸氧等。

（郭志福）

电复律会对心脏产生永久性损伤吗？

电复律/除颤并发症的发生率约为14.5%，主要与基础心脏疾患和电击所用能量大小有关。较常见的并发症有心律失常、心肌损伤、低血压、皮肤灼伤等；较少见的有栓塞、肺水肿等。其中心律失常、心肌损伤和急性肺水肿较严重，低血压和皮肤灼伤较轻。

　　心肌损伤多因使用大能量电击或反复多次电击所致，发生率约为3%。表现为心电图ST-T改变，肌钙蛋白及血清酶轻度升高，可历时数小时或数天，一般不会遗留永久性损害。

（郭志福）

预防保健篇

- ◆ 心律失常患者在日常生活中需注意哪些问题?
- ◆ 患者如何记录心律失常日记,应记哪些内容?
- ◆ 为什么要注意心律失常患者的血压及心率?
- ◆ 饮酒与心律失常有关系吗?
- ◆ 吸烟会诱发心律失常吗?
- ◆ ……

心律失常患者在日常生活中需注意哪些问题？

心律失常患者为了更好地控制心律失常的发作，首先要做到心胸开阔，树立战胜疾病的信心，不要因为患了心律失常而忧心忡忡。尽管心律失常是一种病态，但除了严重的心律失常，一般心律失常的患者能够同健康人一样地生活、学习和工作。其次，患者应合理安排休息与活动，适当地做些锻炼，如养鱼、种花、散步、练太极拳等。只有严重心律失常、心功能极差的患者才应长期休息。第三，患者应注意安排合理饮食，戒烟，少饮酒。第四，患者应随季节、气候变化调节生活起居，在气候变化大、季节交替的时候要采取措施，预防感冒，以免加重病情。最后，需注意定期到医院检查，复查心电图、24小时动态心电图等。

（游晓华）

患者如何记录心律失常日记，应记哪些内容？

如果您是心律失常患者，那么记录自己的心律失常日记是非常必要也非常重要的，这样可以帮助您在下次就诊时省去许多不必要的麻烦。如何记录自己的心律失常日记呢？主要是每天根据您当时的症状，如出现心悸感觉，您可以自行记录当时发生不适的时间段，自数心率及脉搏，有无期前收缩情况，必要时测量血压。如果您正在服用抗心律失常药物，应记录服用药物前后的自我感觉、心率、心律、脉搏等情况。如果您感到症状加重时，有必要记录您症状加重前可能发生的诱因，比如有无抽烟、酗酒、劳累等。此外，您的心律失常日记还应记录每次您在医院就诊时的情况、每次医生给您服用药物的类型及剂量、心电图及生化检查结果。

（陈　峰）

为什么要注意心律失常患者的血压及心率？

心律失常患者如发生心律失常，可造成心脏每搏输出量下降，使患者血容量不足，出现血压下降。此外，各种心律失常均可出现心率的变化，如心动过速、心动过缓、心律不齐等。通过观察患者的血压及心率可对心律失常患者的诊断、治疗方案及治疗效果的评价提供依据。一般来说，血压正常的患者在出现心律失常后合并低血压，说明出现了血流动力学紊乱，需积极处理。用药前应积极去除引起心律失常的诱因。如血压低的患者在出现窦性心动过速时需考虑是否存在血容量不足，通过补液或许可以提高血压、减慢心率，而不是使用减慢心率的药物。如血压低的患者出现房扑、房颤，应避免使用易引起血压进一步降低的抗心律失常药物（如普罗帕酮、胺碘酮等），如必须使用，需严密监测血压变化。

（游晓华）

饮酒与心律失常有关系吗？

目前研究表明，适量喝酒对心血管系统具有保护作用，可使动脉血管内皮舒张、管腔扩张，起到一定降压效果，还可以延缓胆固醇等脂类物质在血管壁沉积，起到预防动脉粥样硬化、减少冠心病发作的作用。这里说的是适量饮酒，饮酒量成人男性1天饮用酒的乙醇量不超过25g，女性不超过15g。但在日常生活中，长期无节制地大量饮酒，甚至养成了酗酒恶习，就会增加心脏和肝脏负担。大量乙醇能直接破坏心肌，造成心肌能量代谢障碍，使心肌功能减弱，同时可以引起冠脉痉挛，增加冠状动脉阻力，从而使冠状动脉血流减少而出现心肌缺血，引发窦性心动过速、房性心动过速、期前收缩、室性心动过速等心律失常。此外，饮酒过量可破坏大脑皮质的兴奋与抑制的平衡，当神经系统对心脏的调节发生障碍时，便可诱发心动过速、期前收缩等各种心律失常。

（李松华）

吸烟会诱发心律失常吗？

许多人认为吸烟只对肺造成损伤，而不会引起心脏疾病，殊不知，吸烟也是许多心血管疾病的罪魁祸首之一，吸烟时烟中所含的大量有害物质随烟雾吸入肺中，可迅速地吸收到血液中，随血液进入心脏，进而危害心脏、血管、中枢神经系统，并诱发心律失常的发生。

香烟的烟雾中含有尼古丁、焦油、一氧化碳及多环芳烃化合物等几十种对人体明显有害的物质。当吸烟者吸入尼古丁后，血液中儿茶酚胺分泌增多，肾上腺素和去甲肾上腺素释放增加，引起心率增快、周围血管及冠状动脉痉挛、血压增高、心肌耗氧量增加。同时，这些有害物质和血管活性物质，还可以直接损伤血管内皮，使血流减慢，血液黏滞性增加，血小板黏附性加大，纤溶酶活性降低，反过来又影响冠状动脉的供血，引起心动过速、期前收缩等心律失常的发生。另外，血液中一氧化碳增多，使血氧浓度下降，组织供氧不足，使心脏兴奋性增高，可诱发房扑、房颤、室速、室颤等严重的心律失常。

（李松华）

饮茶会引起心律失常吗?

在我国，饮茶是十分常见的生活方式之一。西方人喜欢喝咖啡，中国人喜欢喝茶，所以在我国茶馆、茶室、茶座、茶餐厅到处可见。喝茶有很多的道道，称为茶道或功夫茶。茶叶品种繁多，有绿茶、红茶、高山茶、普洱茶等，有些茶叶除了解渴，还有一定的治病作用。茶叶含有芳香油、咖啡因、鞣酸、茶碱及维生素等成分。芳香油、咖啡因等能使大脑兴奋，因此喝茶能提神解乏。有些茶叶还有清肺祛痰的作用。

那么，喝茶会引起心律失常吗? 应该说，绝大多数人喝茶不会引起心律失常，但少数人喝茶会出现期前收缩。这是因为茶中的芳香油、咖啡因能兴奋心血管神经，能增加心室收缩，引起心跳加快，从而诱发心律失常。因此，过量饮浓茶可能会引起心律失常的发生，甚至使有心脏病的患者发生危险。心律失常患者睡前不宜喝浓茶，尤其是快速性心律失常或曾经有过快速性心律失常的患者。因为睡前喝茶，不但影响睡眠，还可能引起心律失常加重。一般健康人饮茶也宜清淡，忌饮浓茶。

（李召峰　郑　兴）

过度疲劳会引起心律失常吗?

通常来说，普通劳累是不会引起心律失常的，但对于有心脏基础疾病和既往有心律失常病史的患者，过度疲劳甚至一般的劳累都可以诱发和加重心律失常。过度疲劳会使全身的血液循环系统发生相当大的变化，如有心脏基础疾病的患者本身心脏负担过重，再加上过度疲劳则会使心脏负荷更重，可出现心肌张力增加，心肌收缩力增强，同时心肌对血液的需求增加。如心肌此时血液供应不足，心肌缺氧，就会引起心率增加，导致心律失常的发生。中医认为"劳则气耗"，劳力过甚，耗气伤精。心气不足，则血行不畅，营阴内竭，血脉失养，可出现心悸、怔忡、胸痹等证。因此对患器质性心脏病的患者，应限制活动，注意休息，避免从事重体力劳动或剧烈运动。

（李召峰　李松华）

饱餐会引起心律失常吗？

俗话说："宁可三分饥，莫要七分饱。"但在日常生活中，往往很多人不注意节制饮食，时常有人因在酒宴上突然"心慌""心痛"而致心脏病发作。人体是一个有机整体，各组织、器官、系统之间是密切相关、相互调节的，暴饮、饱餐除了引起消化系统疾病外，同时也可引起循环系统、神经系统、血液系统及内分泌系统等一系列病理变化。当饱餐后，为了充分消化和吸收营养物质，血液大量地向胃肠道分流，使其他组织的血液供应相对减少，在心脏方面则心排血量增加而加重心脏负荷；另一方面，因为过饱使胃膨胀，横膈上移，心脏受到挤压，使心脏冠状动脉收缩，心脏血液供应减少，使心肌缺血、缺氧，从而加重心肌的负担；再者，有因饱餐后迷走神经兴奋而致窦房结节律性减低。这些均可导致心律失常的发生，甚至可以引起心脏骤停等危险的发生。

（李松华）

心律失常患者睡眠时应注意什么？

心脏病患者尤其是合并心律失常的患者睡觉不宜过晚，每天上床休息的时间要相对一致。睡前可用热水洗脸和洗脚，不宜进行谈话，尤其是令人兴奋或令人悲伤的话题更是忌讳。睡前不宜喝刺激性饮料，如咖啡、茶、可乐等；不宜看令人兴奋、激动的比赛、电视节目或电影。上床后立即睡觉，不主张再看电视或书籍。睡眠的姿势以自己觉得舒服为最好。若有心功能不全，有胸闷、呼吸困难、不能平卧者，应采取半卧位或30°角坡度卧位。在家中由于床不能像病床可以摇高，可以多垫几个枕头。卧具应温暖、柔软、舒适，不应感到过冷或过热。应把急需用的药品放在离床较近的地方，以便伸手可以拿到。有严重心律失常或伴有心功能不全者，应准备一个家庭用氧气瓶。当夜间睡眠中突然感到胸闷、气急而醒来时，要坐起，必要时让家人帮助坐在床边，两腿下垂，能比较快地缓解胸闷症状。

（李召峰）

噩梦与心律失常有何关系？

有些心律失常的患者夜间感心慌，睡眠时做噩梦，这是因为一些心律失常的发作与调节心脏的自主神经有关，睡眠时迷走神经张力增高、心率减慢，容易发生一些心律失常（如严重窦性心动过缓、窦性停搏、窦房阻滞）。住院监测可以实时报警，如果发现夜间严重的心动过缓或心脏停搏，应及时进行治疗。经过全面检查没有严重心脏病或心律失常者，则可解除不必要的担忧而改善睡眠，消除噩梦。患有心脏病的患者，尤其是并发心律失常的患者，应到医院及时进行检查治疗，并正确对待自己的疾病，不能顾虑重重，忧心忡忡，这样就会影响睡眠，甚至夜间做噩梦，由于夜间失眠和做噩梦，白天精神更差，自我感觉更不好，这样反过来又会加重心脏病的病情，诱发或增加心律失常。有这种情况的患者，在得到医生全面的检查评估后，积极配合治疗，解除思想包袱，随着病情的好转，心情得到改善，睡眠也就好了，噩梦自然就消失了。这就是所谓的良性循环。

（李召峰）

情绪变化会引起心律失常吗？

心脏的跳动受迷走和交感神经控制，当迷走神经的作用占优势时，心跳减慢；而交感神经占优势时，心跳加快。情绪激动时交感神经兴奋，可使心率增快和舒张期缩短及心室内传导加速，并可激发各种类型的心律失常。相反，情绪忧虑，迷走神经兴奋可使心率减慢，舒张期延长，可影响冲动的传导出现心动过缓或停搏。精神因素中尤其紧张的情绪易诱发心律失常，所以患者要以平和的心态去对待，避免过喜、过悲、过怒等情绪变化，不看紧张、刺激的电视和比赛。

（李召峰）

感冒发热为什么会引起心律失常？

常常有多人在感冒、发热时感到心慌、胸闷，自觉心跳加快或不齐。发热时，脉搏与体温呈平行地增加，体温每升高1℃，心率增快10~15次/分。心率增加是由于体温对心脏起搏点的直接作用以及回心血流量增加所致。

感冒发热时可通过以下几方面导致心律失常：①感冒发热时血液循环加快，心率增加，以及耗氧量增加，这对心脏代偿力差及储备能力较低的患者，容易引起心律失常的发生。②感冒发热时，红细胞从贮存池流入血液增多，使红细胞数和血细胞比容增加，致使血液黏滞性增高，造成心脏阻力负荷增加，导致心律失常发生。③感冒发热时，全身动脉血氧饱和度下降，心脏在相对缺氧的情况下工作，易诱发心律失常。④细菌毒素的直接作用，细菌对心肌损伤或由细菌在心脏外释放的毒素，损害心脏各瓣膜、心包膜、心肌的神经以及冠状动脉。如白喉的神经毒素、破伤风溶血毒素能够损害心脏的神经、心外的神经和脑。这些神经毒素将会影响心脏的节律、传导及其复极，导致心律失常的发生。⑤病毒性心肌炎，病毒直接损害心肌和心脏传导系统，可致心律失常。

（李松华）

心律失常患者适合做什么运动？

平时许多爱好运动而又有心律失常的患者都会关心自己能做什么样的运动，怎么把握运动的度？针对每个人的病情不一，心律失常发生类型个体特异性，应个体化制定自己的运动类型及运动强度。总的来说，适合什么样的运动，首先要对自己的病情有个正确的判断，有无合并严重器质性心脏病，比如说一个不稳定型心绞痛患者，他的运动耐量是有限的，其典型特点就是运动后发生胸痛，休息后可以缓解，而一个单纯房性期前收缩的患者，其运动耐量基本上是不受限制的。心律失常患者应动静结合，适度的运动能帮助神经和血液循环得到改善，对心脏有加快心率、加强传导的作用，并能促使心肌的侧支循环增加，改善心肌供血。参加适当的力所能及的体育活动，对心律失常是有益的，但较重的心律失常，如频发室性期前收缩、高度房室传导阻滞等严重心律失常，则要卧床治疗，严禁活动。一般来说，患有心律失常的患者适合做的运动有：散步、打太极拳、做保健操等。在运动中怎样把握度呢？主要根据自我感觉，如果出现心悸、气急、胸闷等症状时，应及时停止运动。心律失常患者不适合做剧烈运动，因为剧烈运动时交感神经兴奋导致心跳过快，心肌耗氧增加，尤其对合并冠心病的患者，冠脉可能因为剧烈痉挛或者斑块破裂导致急性心肌梗死的发生，加重心律失常和心力衰竭，部分患者甚至会引起脑血管病或突然死亡。

（陈　峰）

心律失常患者可以怀孕吗？

并不是每位心律失常患者都不能怀孕。心律失常患者能否怀孕取决于是否合并器质性心脏病以及是否为恶性心律失常。如果患者没有明确的器质性心脏病史，心律失常发作时无黑矇、晕厥等症状，心肌酶谱、肌钙蛋白等实验室检查无异常，行心脏彩超未见器质性改变，24小时心电图无室性心动过速、室颤等恶性心律失常，同时排除了甲状腺功能亢进症、电解质紊乱、药物中毒等各种病因，应该可以怀孕。否则，怀孕可能加重病情，引起不易控制的心律失常或难治的心力衰竭等危重情况，危及母婴生命安全，建议病情稳定后再怀孕。

（游晓华）

心律失常患者如何自我监测？

在没有任何仪器的情况下，心律失常患者最直接的自我监测方法就是测量脉搏。因此，患者要掌握测量脉搏的方法。把脉部位一般选择桡动脉，用食指、中指、无名指三指并拢，以指腹轻轻按压所触之脉搏，以能清楚触到脉搏为宜，时间至少1分钟，要注意脉搏频率的快慢、节律是否整齐。若发现脉率低于60次/分，并伴有头晕或黑矇，或脉率持续快于100次/分，并有心悸、胸闷，或脉搏节律不齐，达5次/分以上时，应及时就诊，行24小时动态心电图检查。在行24小时动态心电图检查时，可有意识地上下楼、适度活动，若出现如头痛、头晕、胸痛、胸闷、心悸、气促、恶心等不适时，应记录症状发生的时间，但不要做剧烈运动。

（游晓华）

长期有期前收缩影响健康吗？

正常人在过度劳累、紧张、激动、焦虑、吸烟、饮酒、喝咖啡、喝浓茶时均可发生期前收缩。偶发期前收缩对身体健康几乎无影响，而频发期前收缩，尤其是室性期前收缩，可引起心排血量的下降，出现乏力、头晕及胸闷等症状，对患者的健康造成一定的影响。长期频发室性期前收缩也会导致心肌病，出现心力衰竭。如在器质性心脏病的基础上频发期前收缩，则会导致基础心脏病，如冠心病、心力衰竭等疾病的进一步加重。同时，频发房性期前收缩常为心脏病患者发生心房颤动的前兆，频发室性期前收缩如出现成对室性期前收缩或R-on-T现象，可发展为室性心动过速，甚至心室颤动而猝死，给患者的健康带来极坏的影响。所以，一般期前收缩对人的健康无明显影响，但出现期前收缩还是应该听取医生的意见，根据是否影响健康来决定是否应该用药。

（游晓华）

有期前收缩的患者可以进行体育锻炼吗？

单纯的期前收缩如果没有症状，一般不影响体育锻炼，但如果有胸闷、气促等症状，或有冠心病、心力衰竭等基础疾病，患者可在病情允许的情况下，适当进行轻度的体育锻炼，但杜绝剧烈运动。此外，期前收缩可在各种器质性心脏病、甲状腺功能亢进症、风湿活动、高血压、低血钾、严重缺氧或某些药物中毒等情况下发生，此时应积极去除病因治疗，待病情稳定后再进行体育锻炼，以免剧烈运动导致病情恶化。

（游晓华）

哪些非抗心律失常药物具有减少房颤发作的作用？

研究发现，一些非抗心律失常药物也具有减少房颤发作的作用。例如治疗高血压和心衰的常用药物血管紧张素转换酶抑制剂和血管紧张素受体拮抗剂，阵发性房颤患者使用这些药物后可减少房颤发作。常用于治疗高胆固醇血症的他汀类药物，在一些研究中也发现具有减少房颤发作的疗效。因此，对于高血压或者高血脂合并房颤的患者，治疗时可以首选这些可能有助于减少房颤发作的药物。

（黄新苗）

植入永久性心脏起搏器的患者在日常生活中需注意哪些问题？

因永久性心脏起搏器是一种非常精密和敏感的仪器，因此植入永久性心脏起搏器患者应避免日常生活活动和环境对起搏器可能产生的损害和干扰。

首先应避免对起搏器的直接损伤如外力撞击等，避免对起搏器的暴力损害。

其次，日常家庭和工作环境有些信号的特点与自身心脏事件的特点相似，在某些情况下，这些信号会干扰起搏器的功能运行。①高电压线路：如果起搏器与高电压电源传输线路离得太近，高电压电源传输线路产生的强电磁就可能会干扰起搏器运行。②通信设备：如果起搏器与通信设备离得太近，如微波发射机、线性功率放大器和高功率业余无线电发射机等，这些通信设备产生的强电磁就可能会干扰起搏器运行。③电气设备：如果起搏器与电气设备离得太近，如电弧焊机、感应电炉或电阻焊机等，这些电气设备产生的强电磁就可能会干扰起搏器运行。④家用电器：正常工作以及正确接地的家用电器一般不会产生强电磁以干扰起搏器运行，但如果电动手工工具或电动剃须刀直接在起搏器植入部位上方使用，就可能会干扰起搏器。⑤电子制品监视设备：如零售防盗系统可能会与该起搏器发生相互作用。应告诉患者要直接走过电子制品监视设备系统，不要在电子制品监视设备系统附近做无必要的长时间逗留。⑥手机：某些研究表明，移动电话可能会与起搏器发生相互作用并导致发生异步起搏或起搏器抑制。大多数起搏器可防止多数移动电话的输送功能与起搏器运行发生相互作用。为进一步避免发生相互作用，应遵守下列注意事项：在起搏器与手机之间保持至少15cm的间隔距离；在起搏器与任何高于3W的发射天线之间保持至少30cm的间隔距离；用手机通话时，将手机放在与植入型起搏器距离最远的对侧耳旁；不要将手机放在与植入型起搏器相距15cm以内的任何地方（即便在手机关闭时也要如此）。

另外，植入永久性起搏器的患者会经常到医院就诊并需要做各种检查，所以还要了解医院和医疗环境中有些仪器设备会产生感应电流而导致起搏器脉冲发生器发生不可逆损坏。在做相关检查或治疗前，一定要告诉医生你体内安置有起搏器，医生会采取相应措施避免对你的起搏器产生影响。①磁共振成像：研究表明，对使用起搏器的患者实施磁共振成像检查会导致明显的不良反应。因此，当医生要对体内有起搏器的患者行磁共振成像检查时，患者应主动告诉医生自己不能用磁共振成像检查。②外科电烙术：会诱发心室心律失常和（或）颤动，或可能导致起搏器发生不同步或受到抑制。当如果必须使用电烙术，应执行下述预防措施以尽可能地避免发生并发症：将起搏器程控为VOO/AOO工作模式，还应避免直接接触起搏器或电极；定位接地板，使电流通路不会通过或接近起搏器系统；在最低的可用能级下，使用间歇性、不规则的短脉冲；若可能的话，使用双极电烙术系统；准备好可用的临时起搏器和除颤起搏器。③外部除颤：会损坏起搏器。执行下述预防措施，尽力避免电流流过起搏器和电极系统：尽量将除颤叶片远离起搏器（至少13cm）；正确定位除颤叶片，使其垂直于植入型起搏器/电极系统，从而尽量避免电流流过起搏器和电极；使用最低的临床适用的能量输出功率。④高能辐射：诊断用X射线和荧光辐射不会对起搏器产生有害影响，然而，高能辐射源，如^{60}Co或γ射线等，不应被直接用于起搏器。如果患者需要在起搏器邻近位置进行射线治疗，应将电极护罩盖在植入位置上，以避免射线损害。⑤碎石术：如果起搏器处在碎石射束的焦点上，那么在施行碎石术时，起搏器就会被永久损坏。若必须使用碎石术，在治疗实施前一定要将起搏器编制为单腔模式和非频率应答模式（VVI/AAI或VOO/AOO）。起搏器与碎石术的焦点位置至少应保持2.5~5cm的距离。⑥射频消融：可能会导致下述任一种情况发生：以高于或低于程控频率的频率进行的非同步起搏、回复到非同步工作状态、起搏器电复位。执行下述预防措施，可最大程度地降低射频消融的危险：在手术实行前，编制非频率应答模式和异步起搏模式；避免消融导管与植入的电极或起搏器直接接触；正确定位接地板，使电流通路不会经过或靠近起搏器系统；使用有效的程控仪，将起搏器设置到临时值状态；准备好可用的除颤器。⑦治疗用超声波：不要将起搏器置于治疗用超声波下，以避免永久性损坏起搏器。若起搏器发生损坏，将影响治疗效果。

（郭志福　郑　兴）

植入ICD的患者需注意哪些问题？

由于ICD与起搏器的手术过程相似，机器本身的很多功能和结构也有相似之处，因此术后很多注意事项与普通起搏器植入后的注意事项相似。

做完手术后早期，一般应采取平卧位，通常，医生会在起搏器植入的皮肤表面放一个沙袋进行局部压迫。一般情况下，沙袋在4~6小时后拿掉。术后几天内应避免植入ICD一侧肢体大幅度、剧烈的活动。另外术后一般1周拆线，期间注意局部皮肤清洁，避免并观察伤口有无感染。

出院后一个重要注意事项就是要定期到手术医生处随访。一般需至少每3个月随访1次。ICD植入之初可能随访间隔更要短。另外当ICD的寿命快到期时也要增加随访次数。医生一般会使用一个体外程控仪来了解你ICD的状态及之前的工作情况。目前的ICD系统均具有记忆功能，可记录每次心律失常发生情况及除颤治疗情况。通过体外程控可将这些资料调出。

其他日常生活中主要是避免对ICD可能引起的损害情况。一般说来，植入ICD的人日常生活不受太多影响。主要是应避免一些强磁场和强电场环境，及一些低频震动的情况。强磁场和强电场可能会干扰起搏器内的电子系统，引起起搏器功能异常，有些情况下会有标识提示ICD或起搏器患者应尽快远离目前的环境。能引起低频震动的设备包括电钻、冲击钻、按摩器、各种机床、颠簸的交通工具等，可能会引起起搏器的感知功能异常。其他一般的日常生活电器对ICD不会有影响。

另外一些医疗设备可能会对ICD引起损害，比如直线加速器和电子回旋加速器、γ射线、磁共振成像、理疗、射频导管消融治疗、电凝、碎石治疗等。在做相关检查或治疗前，应告知医生你体内安置有ICD或起搏器。

患者一定要了解电击治疗。患者感到心律失常开始时应做到以下几点：①保持冷静，然后舒适地躺下或坐下。②在整个发病过程中最好有人陪伴。③接受电击治疗或失去知觉时间多于1分钟，应让家人打电话叫救护车。④在接受电击后感觉不适，应当让家人打电话给患者的医生，并帮助患者前去医院接受检查治疗。

植入ICD后医生都会给你一个随访卡（相当于ICD的身份证），有任何问题记得一定要及时与你的医生取得联系。

（郭志福　郑　兴）

心力衰竭患者如何预防心律失常？

对于心力衰竭患者，心律失常多出现于心肌缺血加重，新出现的水、电解质及酸碱平衡紊乱，药物过量等情况下。如冠心病合并心力衰竭的患者在冠脉进一步狭窄甚至闭塞（心肌梗死）出现心肌血供严重受影响的情况下，由于心室张力变化以及心电活动的不稳定，非常容易出现心律失常，需积极改善心肌血供，使用扩张冠状动脉的药物，必要时行冠脉介入治疗（如心肌梗死时行急诊冠脉PCI），从而缓解心肌缺血的症状，减轻心力衰竭的程度，减少心律失常的发生。心力衰竭患者常使用利尿剂治疗，极易出现低血钾，诱发室性期前收缩、室性心动过速等室性心律失常，通过适当补钾可避免心律失常的发生。心力衰竭的患者在使用洋地黄药物治疗时，也可出现频发室性期前收缩、交界区心动过速等心律失常表现，注意监测洋地黄血药浓度，避免洋地黄过量，纠正电解质紊乱，从而预防心律失常的发生。

（游晓华）

心肌梗死患者应如何预防心律失常？

心律失常是引起心肌梗死患者病情加重和猝死的主要原因之一。对于心肌梗死的患者，尤其是急性心肌梗死患者，应立即转入重症监护病房，吸氧、进行心电监护和建立静脉通道。对可能引起心律失常的相关因素，如低血钾、低血镁、低血压、心力衰竭、缺氧、酸中毒等，应予积极纠正酸碱平衡失调及电解质紊乱，改善血流动力学。对于急性心肌梗死患者，应在最短时间内施行再灌注治疗，并给予β受体阻滞剂等药物减轻心肌耗氧。对于某些急性心肌梗死患者，当其左室射血分数明显下降伴持续性室性心动过速、室颤时，可予行埋藏式心律转复除颤器植入术预防恶性心律失常的发生。

（游晓华）

哪些心律失常患者不适合从事高危职业？

一般来说，心律失常的患者大都不适合从事高危职业，比如飞行员，对其健康的要求就很高。如果患者有下列心律失常如病态窦房结综合征、三度房室传导阻滞、快速性房颤、阵发性室上性心动过速、阵发性室性心动过速等，由于存在潜在的风险，危急时刻可危及自身及他人的生命，不宜从事飞行员、驾驶员、运动员等高危职业，也不宜从事高空作业和需要注意力非常集中的职业。

（李召峰）

如何预防心脏骤停的发生？

（1）积极治疗原发病，如冠心病、心肌炎、心肌病、心脏瓣膜病、高血压性心脏病、先天性心脏病、遗传性Q-T间期延长、预激综合征等。

（2）如患有高血压、心脏病，则应避免激动、劳累和剧烈活动，戒烟、酒，不要暴饮暴食。

（3）对于一些有可能诱发心脏骤停的检查、治疗和手术操作过程中，要避免意外发生，同时做好抢救的准备。

（李松华）

附　录

心律失常相关通用检查项目及临床意义

项目名称		正常值	异常值意义
血常规	白细胞计数	$3.69\sim9.16\times10^9$/L	增高提示炎症反应；降低时免疫力下降
	中性粒细胞%	50.0%~70.0%	增高提示炎症反应；降低提示细菌感染可能性低
	淋巴细胞%	20.0%~40.0%	增高提示病毒感染；降低提示病毒感染可能性低
	红细胞计数	$3.68\sim5.13\times10^{12}$/L	明显升高要考虑红细胞增多症；降低提示贫血
	血红蛋白	113~151g/L	明显升高要考虑红细胞增多症；降低提示贫血
	血小板计数	$101\sim320\times10^9$/L	增高时易于形成血栓；降低时出血风险增加
血糖及糖化血红蛋白	空腹血糖	3.90~6.10mmol/L	增高提示糖尿病可能；降低提示胰岛素瘤或降糖药物过量
	随机血糖	<11.10 mmol/L	
	糖化血红蛋白	4.7%~6.4%	
血脂	甘油三酯	0.56~1.70mmol/L	增高易导致动脉粥样硬化；降低无明确风险
	胆固醇	2.33~5.70mmol/L	增高易导致动脉粥样硬化
	低密度脂蛋白	1.30~4.30mmol/L	增高易导致动脉粥样硬化；降低无明确风险
	高密度脂蛋白	0.80~1.80mmol/L	升高无明确风险；降低易导致动脉粥样硬化
肝功能	丙氨酸氨基转移酶	10~64IU/L	增高提示肝功能受损；降低无明确风险
	天门冬氨酸氨基转移酶	8~40IU/L	
	γ–谷氨酰基转移酶	7~64IU/L	
肾功能	尿素氮	2.5~7.1mmol/L	增高提示肾功能受损；降低提示能量供给不足
	肌酐	53~97μmol/L	
	尿酸	160~430μmol/L	增高提示痛风；降低一般无太大意义

项目名称		正常值	异常值意义
电解质	钾	3.6~5.5mmol/L	增高见于肾功能衰竭、组织挤压伤、重度溶血、补钾液过多等，易发生心脏传导阻滞。降低见于肾上腺皮质机能亢进、严重呕吐、腹泻、服用利尿剂、钡盐中毒、低钾饮食等，易发作生早搏、心动过速，特别是尖端扭转性室速
	钠	135~145mmol/L	增高见于垂体前叶肿瘤、肾上腺皮质机能亢进、严重脱水、过多输入含钠盐溶液等。降低见于肾上腺皮质机能不全、消化液丢失过多（如呕吐、腹泻）、应用利尿剂、大量出汗等
	镁	0.8~1.2mmol/L	增高见于甲状腺机能减退症、甲状旁腺机能减退症、肾功能衰竭、多发性骨髓瘤、镁制剂治疗过量等。降低见于呕吐、腹泻、使用利尿剂、慢性肾功能衰竭、甲状腺机能亢进、甲状旁腺机能亢进等，易发生快速心律失常
	钙	2.1~2.6mmol/L	增高见于维生素D过多症、甲状旁腺机能亢进、多发性骨肿瘤等。降低见于维生素D缺乏、甲状旁腺功能减退、肾功能衰竭、重症胰腺炎等
心肌损伤标志物	肌钙蛋白T	0.02~0.13μg/L	增高表示急性心肌损伤、心肌细胞坏死，提示急性心肌梗死或心肌炎等
	肌钙蛋白I	<0.2μg/L	
	CK-MB	<13mmol/L	
甲状腺功能	游离三碘甲腺原氨酸（FT3）	4~10pmol/L	增高时提示甲状腺功能亢进；降低提示甲状腺功能减低
	游离甲状腺素（FT4）	10~31pmol/L	
	总三碘甲腺原氨酸（TT3）	1.8~2.9nmol/L	
	总甲状腺素（TT4）	65~155nmol/L	
	促甲状腺激素（TSH）	2~10mU/L	增高提示原发性甲状腺功能减低；降低提示垂体性甲状腺功能低下

心律失常相关特异性检查项目及临床意义

（1）心电图：心律失常诊断最基本的检查，可以确定心律失常的性质，例如房早、房速、室早或房室传导阻滞等，但如果检查时无心律失常发作，心电图检查可能正常。心电图还可以发现心律失常的基础，例如急性心肌梗死、低血钾等情况。

（2）动态心电图（holter）：动态心电图可连续监测24小时或更长时间的心律，捕捉心律失常，发现心律失常的频率，并可统计平均心率、最快心率和最慢心率，判断患者的症状是否与心律失常相关。

（3）心电图运动负荷试验：常用于判断是否存在冠心病，也用于诊断运动诱发的心律失常及评价心律失常的风险。

（4）心脏超声：检查心腔大小及心脏收缩、舒张功能，用于判断心律失常的基础疾病，为治疗心律失常提供依据。

（5）经食道超声心动图：主要用于观察房颤或房扑时有无左心耳血栓形成。

（6）食道调搏：对于怀疑阵发性室上速，但未能捕捉到发作时的心电图，可插入电极至食道，程序电刺激心房诱发心律失常。也可用于评价窦房结功能。

（7）心脏电生理检查：对于怀疑快速心律失常，但未能捕捉到发作时的心电图，或快速心律失常，拟进行射频消融治疗的患者，通过穿刺静脉血管，送入导管至心腔不同位置，进行程序电刺激，明确心律失常的性质。也可用于缓慢心律失常，了解心脏窦房结功能和房室传导情况。

（8）心脏核磁共振检查：了解心肌有无瘢痕或脂肪浸润，特别适用于致心律失常性右室心肌病的诊断。

（9）冠状动脉CTA：了解有无冠状动脉狭窄，诊断冠心病。

（10）心肌核素灌注扫描：了解是否存在心肌缺血，判断是否存在心肌瘢痕。

心律失常患者饮食禁忌

高胆固醇饮食	蛋黄；鹌鹑蛋；动物内脏，如猪肝、猪脑；目鱼；蟹黄
胀气的食物	生萝卜、圆白菜、韭菜、洋葱、番薯等
高糖饮食	甜食；饮料；冰淇淋；果酱
刺激性食物	烟酒、浓茶、咖啡及过辣的食物
高盐饮食	咸鸭蛋；腌制食品，如咸菜、腊肉、香肠；罐头食品